U0325368

CHANGJIAN
MANXING NANYUXING
CHUANGMIAN XIUFU
SHOUSHU TUPU

常见慢性难愈性
创面修复手术图谱

周业平　满忠亚　刘 志　主编

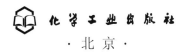
化学工业出版社
·北京·

内 容 简 介

本书共分三章，包括总论、各类慢性难愈性创面的修复、负压封闭引流技术在慢性难愈性创面修复中的临床应用。其中，以图谱的形式详细阐述各类慢性难愈性创面的修复方法。

本书紧密结合临床实践，结合丰富手术病例及临床图片，图文并茂，实用性强，可供从事烧伤、整形、骨科以及慢性创面修复医师及相关专业研究生参考。

图书在版编目（CIP）数据

常见慢性难愈性创面修复手术图谱/周业平，满忠亚，刘志主编. —北京：化学工业出版社，2021.11
ISBN 978-7-122-39684-6

Ⅰ.①常… Ⅱ.①周… ②满… ③刘… Ⅲ.①创伤外科学-修复术-图谱②整形外科学-修复术-图谱 Ⅳ.
①R64-64②R62-64

中国版本图书馆CIP数据核字（2021）第157074号

责任编辑：满孝涵 邱飞婵　　　　　　　　　　装帧设计：史利平
责任校对：宋 夏

出版发行：化学工业出版社（北京市东城区青年湖南街13号　邮政编码100011）
印　　装：中煤（北京）印务有限公司
710mm×1000mm　1/16　印张10½　字数164千字　2021年10月北京第1版第1次印刷

购书咨询：010-64518888　　　　　　　　 售后服务：010-64518899
网　　址：http://www.cip.com.cn
凡购买本书，如有缺损质量问题，本社销售中心负责调换。

定　价：118.00元

编写人员名单

主　　编：周业平　满忠亚　刘　志

副主编：王　强　王　辉　贺召丽

编　　委：周业平　满忠亚　刘　志　王　强　王　辉　贺召丽
　　　　　邵明庆　孟繁君　周新明　刘大瑞　巩守超　张桂萍
　　　　　梁　焕

前 言

创面是人类社会的一种常见病与多发病。随着人类社会的进步与发展，以及社会老龄化的趋势，人类疾病谱也随之改变，各种急慢性创面的发生率逐渐增多，并呈多样化、复杂化改变。同时，人类机械化程度的提高、工作条件的进步、新型交通工具的改变等因素，使得各种急慢性创面(如交通伤、机器热压伤、医源性损伤等)变得更加顽固。不过随着医疗技术的发展与进步，各种创面修复技术也取得了快速的发展，创面修复技术已从单一的换药治疗发展到非手术治疗、手术治疗、组织工程生物技术、物理技术、中医以及干细胞治疗等多技术综合治疗，这些技术已经在临床中得到广泛的应用。创面诊疗也从单一的外科治疗向多学科联合诊疗方向发展。

从事创面修复的医师不仅需要掌握扎实的医学理论，更需要丰富的临床经验，以灵活多变地应对各种创面。通过这本书，我们将多年临床实践过程中积累的大量的慢性难愈性创面修复案例和经验毫无保留地呈现给从事创面修复相关专业的同行，希望大家能够从中获益，共同探索和进步，将创面修复这一临床专业技术做得更好。

本书总共分为三章。第一章总论，介绍慢性难愈性溃疡的定义、影响因素、分类及处理原则等；第二章介绍各类慢性难愈性创面的修复及相关病例；第三章介绍负压封闭引流技术在慢性难愈性创面修复中的临床应用。书中包括大量创面修复病例的手术照片，图文并茂，适合于涉及创面修复的烧伤整形科、骨科、手足外科、血管外科、糖尿病等专业科室的医师参考阅读。

本书凝聚了多位活跃于创伤外科临床一线的学者的知识和经验，在此一并感谢。由于编者水平所限，加之时间紧张，书中不足之处在所难免，恳请广大读者及同仁批评指正。

编者
2021年4月

目 录

第一章

总论

第一节　慢性难愈性创面的定义

创面和愈合是一个古老的话题，自有人类起，创伤和修复就一直伴随在人们生活和生产过程中，创面是创伤的一部分，创面是人类社会的一种常见病与多发病。有创伤就必有组织修复，这是人类在进化过程中的一种自我保护能力。每当身体受损后，机体会调动一切可能的手段，使受损组织趋于愈合。

人类在诊疗和预防创伤过程中已积累了丰富的经验。随着人类社会的进步与发展，以及社会老龄化的趋势，人们的生活习惯发生了巨大的变化，人类疾病谱也随之改变，各种急慢性创面的发生率逐渐增多，并呈多样化、复杂化改变。由于人类机械化程度的提高，工作条件的进步、新型交通工具的改变以及医学的新进展，各种急慢性创面（如交通伤、机器热压伤、医源性损伤等）变得更加顽固。比如过去的创面仅限于静脉曲张性溃疡、营养不良导致的刀口不愈合、糖尿病溃疡压疮、车祸伤导致的创面不愈合等，而现在高速机器热压伤、心脏动脉搭桥导致的胸骨裂开、腔镜手术刀口感染、社会老龄化导致的老年人压疮正慢性增加。不过随着医疗技术的发展与进步，各种创面修复技术取得了快速的发展，在临床中得到广泛的应用。创面修复技术已从单一的换药治疗发展到非手术治疗、手术治疗、组织工程生物技术、物理技术、中医以及干细胞治疗等多技术综合治疗；同时也从单一的外科治疗向多学科联合诊疗方向发展，加上我们的创面治疗师队伍越来越壮大，这些问题都能迎刃而解。

国际创伤愈合学会将慢性难愈性创面定义为：无法通过正常有序而及时的修复过程达到解剖和功能上的完整状态，常常是二期愈合伤口。临床上多指各种原因形成的创面，经1个月以上的治疗未能愈合，也无愈合倾向者。慢性伤口的愈合与伤口大小、病因、个体一般健康状况等多种因素有关，多发生于糖尿病、创伤、静脉曲张、血管硬化、截瘫长期卧床、免疫力低下等患者。实际上我们在临床观察中发现，一般来说，伤口经专业医师换药超过2周不能愈合的话，那么这个伤口就很难再自行愈合了。往往要通过其他干预的方法才能使创面愈合。

慢性难愈性创面在国内一般采用如下定义：指各种原因导致的创面，临床治疗1个月以上未能完全愈合或无愈合倾向。一般而言，慢性难愈性创面发病原因多较为复杂，往往与外界刺激、病人身体状况、合并症、不适当的治疗等多种因素相关，表现为创面难愈。

第二节　影响慢性难愈性创面愈合的因素

影响伤口愈合的因素是多方面的，既有全身因素又有局部因素。其中涉及患者全身的营养状况、基础病状况、伤口是否处理及时正确及遗传因素等。下面就局部和全身因素分别陈述。

一、局部因素

影响慢性伤口愈合的局部因素包括以下几个方面。

1. 血液供应与血肿

伤口愈合最基本的条件就是良好的血液供应，充足的血液供应不仅为伤口愈合提供足够的氧和营养物质，同时还可去除伤口的代谢产物。全身各处因血液循环丰富程度不同，从而表现出不同愈合程度，比如头面部和会阴部血液相对丰富，其伤口愈合就相比其他部位要快，而食管和输尿管因需长距离的管壁内血供，其血供相对较差，其伤口往往容易发生血运障碍，小腿下1/3因其血供相对偏少，骨折后容易出现骨不连以及小腿下1/3的皮肤伤口长期不愈合。

局部血肿若处理不及时也是影响伤口愈合的因素，一旦发生血肿，则压迫周围组织导致局部皮肤缺血，若血肿得不到及时清理，长期存在，其囊壁发生纤维化，皮肤不能和皮下组织粘连愈合，导致长期皮下积液。同时血肿作为体内良好的培养基，容易发生感染化脓，轻者形成脓肿，重者引起全身脓毒血症。某些组织疏松部位如头皮帽状腱膜下、股部外侧阔筋膜张肌外、背部皮下组织、小腿内外侧皮下组织等，受伤发生局部血肿的概率相对较大，接诊医师应详细检查这些部位有无血肿，如发现有血肿则应立即穿刺抽血并加压包扎，或者切开引流加压包扎，二期再行清创缝合术。

2. 感染

伤口感染是伤口愈合不良的重要原因，一般情况下，伤口表面每克组织细菌数超过 10^5 就有感染的可能。引起伤口感染的诱因有局部防御能力下降、出血、组织缺氧、伤口内有坏死组织、伤口的延迟缝合、伤口死腔、伤口缝线及伤口内异物存在、自身因基础病长期服用激素或免疫抑制剂等因素，因此预防伤口感染的方法就是减轻或消除上述因素。

伤口由于细菌入侵导致过度的炎症反应，局部组织缺血缺氧，血管通透性增加，大量组织液积聚，局部组织水肿进一步降低伤口氧供，伤口内大量的中性粒细胞、巨噬细胞聚集，引起过度炎症反应，多种溶酶体酶、水解酶、蛋白溶解酶大量释放，可破坏新生的正常组织。由于伤口的缺血、感染、炎症反应等激活体内氧自由基产生系统，产生大量的氧自由基，氧自由基及其代谢产物通过多种机制引起组织细胞的损伤，包括引起生物膜脂质的损伤、膜蛋白的损伤、核酸的损伤以及细胞外介质成分的损伤，因此在伤口组织中自由基可破坏新生细胞及结缔组织，影响伤口愈合进程。

3. 胶原合成障碍

胶原蛋白是各种结缔组织的主要成分，在伤口愈合过程中起着非常重要的作用，因此伤口内胶原合成的好坏，直接影响到伤口的愈合速度与质量。慢性难愈性伤口内胶原合成障碍有以下原因。

（1）维生素C缺乏：维生素C具有较强的还原作用，参与伤口内前胶原的合成，维生素C的减少，使伤口内胶原纤维形成减少，从而延迟伤口的愈合。

（2）蛋白质营养缺乏：合成胶原需要一定量的赖氨酸供应，消瘦患者体内赖氨酸缺乏，则影响伤口愈合。因此对于慢性难愈性创面患者，术前要充分评估其营养状况，给予营养支持。

（3）皮质醇增多：肾上腺皮质激素既能抑制胶原α-肽链合成，又能抑制脯氨酸羟化酶的合成，因此皮质醇增多会降低前胶原的形成，使组织中胶原纤维合成减少。

（4）药物：药物也可引起胶原合成障碍。胶原分子内或分子间的共价交联有赖于赖氨酰氧化酶，铜离子是此酶的辅助因子，因此机体铜离子缺乏会影响赖氨酸氧化酶的活性，从而影响胶原纤维中的共价交联。青霉胺是一种含巯基氨基酸，作为药物它可与体内的铜离子络合，导致胶原共价交联障碍而降低胶原纤维的稳定性，因此长期服用会延迟伤口愈合，并降低伤口的抗张力强度。另外，降压药肼屈嗪也能与铜离子结合而抑制赖氨酸氧化酶活性，影响胶原合成。因此医师在接诊慢性难愈性伤口患者时要留意这些影响伤口愈合的因素。

4. 伤口的张力

由于外伤水肿或者缝合时伤口张力过大，会导致伤口周围组织缺血、缺氧。张力的作用会使缝线将皮缘切割裂开，小腿部位会造成骨-筋膜室综合征，导致部分肌肉坏死。

5. 放射性损伤

由于体表的血管瘤、瘢痕、肿瘤等疾病而实施的放射性治疗，会导致病灶周围组织细胞一定程度的损伤，轻者可很快恢复，重者组织细胞核固缩、崩解、肿胀、溶解或细胞坏死。表现为受照部位皮肤进行性萎缩、血管闭塞、皮肤溃疡。

6. 缝合材料与缝合技术

理想的缝合材料应具有如下特点：组织反应小、与组织有良好的相容性，易于吸收、不易诱发感染，缝线张力强，不易于拉断。目前可供医师选择的线材有丝线、亚麻线、尼龙线、金属记忆合金线、胶原线、肠线、化学合成线等。线材分可吸收线和不可吸收线。可吸收线分快吸收线和慢吸收线两种，快吸收线一般维持1～2周，可用于体表缝合，免于拆线；慢吸收线一般在体内维持数月，逐渐被蛋白溶解酶破坏，然后被组织吸收。金属线在体内不具活性，这种线组织反应小，具有很强的张力强度，在组织中可长期存在，一般用于韧带、肌腱、骨质的缝合固定。丝线的抗张强度大，不被吸收，与组织的反应重，往往容易导致窦道的形成。医师在实际操作中要依据具体情况而选择合适的线材。

临床中采取的缝合技术因人而异，有内翻缝合、外翻缝合、间断缝合、连续缝合、荷包缝合、褥式缝合等。有经验的医师缝合时会依据伤口的形状特点、大小、是否有美容要求而选择不同的缝合方法，而且缝合线应松紧适中。另外，创面缝合过程中不要遗留死腔，考虑到术后有可能发生刀口出血的情况下，要在刀口下放置引流管或引流条，以免刀口下形成血肿，导致感染发生。

二、全身因素

影响慢性难愈性创面愈合的全身因素有患者的营养状况、基础疾病（糖尿病）、低血容量和贫血、药物作用、恶性肿瘤、遗传因素等。

1. 营养状况

伤口要正常愈合，伤口的蛋白合成必须有足够的保证。伤口愈合的某些环节受营养代谢因素的影响，蛋白质缺乏可影响伤口组织的多种蛋白质成分的合成，影响细胞的分裂增殖。碳水化合物和脂肪代谢紊乱对伤口愈合有直接和间接的双重作用。直接作用只有当葡萄糖不能满足白细胞和成纤维细胞的能量需求时才会发生。间接作用是当碳水化合物和脂肪不足时，由于供能需要氧化过多的氨基酸所致，大量的氨基酸和蛋白质消耗导致伤口愈合困难。

因此伤口局部碳水化合物代谢对调控伤口各种细胞增殖分裂具有重要作用。有研究表明必须脂肪酸缺乏可显著延迟大鼠的伤口愈合。

早在16世纪就有人发现维生素C对伤口愈合的作用，有实验证实维生素C缺乏可使伤口结缔组织胶原明显减少，伤口抗张力强度明显降低，血管再生及毛细血管形成受阻，血管脆性增加，受伤时伤口易出血，明显抑制皮肤伤口愈合。维生素C缺乏还容易诱发伤口感染，维生素C参与白细胞内过氧化物形成，过氧化物可作为白细胞内的杀菌物质，因此维生素C缺乏可使白细胞功能降低，使细菌易于生长繁殖。另外，维生素C缺乏还可导致机体的免疫反应受抑制，因有些补体分子的合成需要维生素C。B族维生素是许多酶系统的重要辅助因子，其缺乏可造成蛋白质、糖和脂肪代谢紊乱，从而降低机体对感染的抵抗能力。维生素A在细胞分裂、增殖、上皮细胞角化中起着重要作用，维生素A可增加成纤维细胞上的表皮生长因子受体，增加成纤维细胞分化增殖。维生素K参与凝血酶原、凝血因子的合成，维生素K缺乏可使伤口出血增多，影响伤口愈合，同时诱发感染。

某些微量元素也对伤口的愈合有影响作用，其中已知的有铁、铜和锌。铁离子是赖氨酸及脯氨酸羟化必需的物质；铁缺乏时会引起贫血，对伤口愈合产生继发影响；铁缺乏还可影响白细胞的吞噬杀菌功能。铜是体内某些金属酶的重要辅助因子，这些金属酶与伤口愈合有关。锌是体内许多金属酶的基本辅助成分，参与蛋白质合成过程中的多聚体形成，锌缺乏可影响DNA和蛋白质合成、有丝分裂和细胞分裂增殖，从而减缓伤口愈合速度。

2. 糖尿病对某些难愈性伤口的影响

糖尿病会导致毛细血管基底膜增厚，从而发生动脉粥样硬化，这种病变可引起供应区组织缺氧，导致营养供应不足引起皮肤溃疡，而难以愈合。

3. 低血容量和贫血对某些伤口的影响

低血容量和贫血会使组织灌流不足，从而导致机体缺氧，氧是胶原合成过程中脯氨酸和赖氨酸羟化的必需条件，组织氧分压降低，对胶原合成有明显的抑制作用。

4. 药物作用

某些药物对机体伤口愈合有明显的抑制作用，首先就是糖皮质激素，糖皮质激素可改变正常皮肤和伤口愈合过程中胶原的代谢，组织的抗张力强度与胶原含量密切相关，糖皮质激素还可降低伤口的抗张力强度，增加伤口的裂开概率。细胞毒性和抗代谢药物如塞替派和氟尿嘧啶因影响伤口的抗张强度和伤口收缩而对伤口愈合有抑制作用。

5. 恶性肿瘤

恶性肿瘤患者因其长期慢性消耗，导致消瘦、贫血、营养不良，加上患者免疫功能下降而致愈合困难。

6. 遗传因素

某些遗传性疾病可能会导致伤口的愈合过程延长、愈合质量下降。

第三节　慢性难愈性创面的分类

目前国内外慢性难愈性创面分类标准不一，临床上通常采用病因学分类，即按照创面发生的主要原因进行创面分类。一般分为以下几类。

（1）各类创伤所致的慢性难愈性创面。

（2）糖尿病并发慢性难愈性创面：糖尿病合并局部神经异常、血管病变相关的感染、皮肤溃疡和（或）深层组织破坏。其中糖尿病足较为常见。

（3）压疮。

（4）下肢血管性溃疡：包括下肢静脉性溃疡、下肢动脉性溃疡、下肢混合型溃疡。

（5）放射性溃疡。

（6）感染性溃疡。

（7）癌性溃疡。

（8）其他原因所致的慢性难愈性创面：包括医源性慢性难愈性创面、免疫性疾病导致的皮肤慢性难愈性溃疡和淋巴管炎导致的皮肤慢性难愈性溃疡等。

第二章

各类慢性难愈性创面的修复

第一节 各类创伤所致的慢性难愈性创面

各类创伤所致的慢性难愈性创面包括各种原因导致的外伤、烧伤、冻伤以及手术等造成的创面迁延不愈。创伤所致的创面依据损伤的程度表现为皮肤软组织缺损、肌腱外露、骨外露、内固定植入物外露、骨髓炎等，还有的是由于手术后刀口深部缝线排斥导致的窦道形成。对于临床中遇到的各种不同的情况，要根据不同的病因和临床表现而采取不同的修复方法。

病例1：

（1）病例介绍：青年男性，右小腿骨折内固定术后1年，取内固定术后5天，刀口裂开，经换药1个月伤口不愈（图2-1）。

（2）诊断：右小腿取内固定术后刀口裂开。

（3）病情评估：青年男性，营养状况良好，伤口创面新鲜。

（4）治疗方法：采用皮肤减张缝合器。由于刀口较窄，宽度不超过1cm，采用外用减张缝合器，逐步拉拢缩小伤口，3周愈合（图2-2～图2-4）。1年后随访，伤口愈合良好（图2-5）。

（5）注意事项：减张缝合器要逐日拉拢，不能拉拢过急，否则的话会发生皮缘张力性水疱。拉拢过程中若减张器松动或开胶，可随时更换新的减张器。

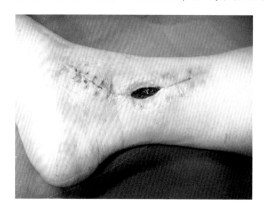

图 **2-1**　右小腿取内固定术后刀口裂开

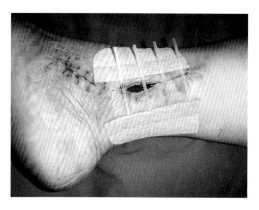

图 **2-2**　减张缝合器，逐日拉拢闭合刀口

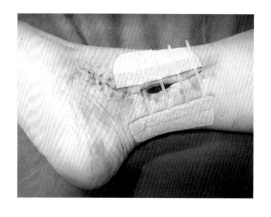

图 **2-3**　逐日拉拢闭合伤口，1周后刀口缩小

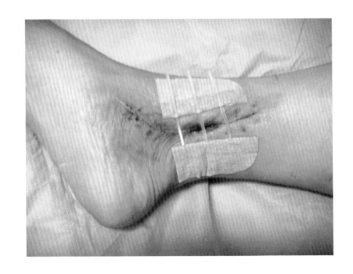

图**2-4**　3周后伤口闭合

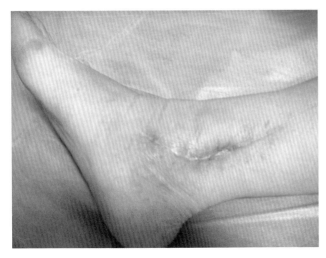

图**2-5**　1年后随访，伤口愈合良好

病例2：

（1）病例介绍：青年男性，车祸伤由神经外科做钛网颅骨修补后钛网外露2个月（图2-6）。

（2）诊断：颅骨修补后钛网外露。

（3）病情评估：青年男性，营养状况良好，伤口创面新鲜。

（4）治疗方法：局麻下，切除外露钛网表面皮肤，于创面两侧设计额部滑行推进皮瓣（图2-6），创面清创（图2-7），向中间拉拢缝合。皮下组织用可吸收线缝合（图2-8），皮肤用3-0尼龙线缝合，双侧皮瓣蒂部形成的

"猫耳"可切除。3个月后随访,愈合良好(图2-9)。

(5)注意事项:术中设计滑行推进皮瓣时,两侧皮瓣要足够宽松,缝合时不能有张力,否则的话刀口容易裂开。

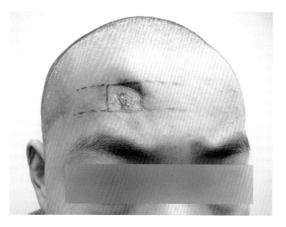

图 2-6 额部钛网外露2个月,设计滑行推进皮瓣

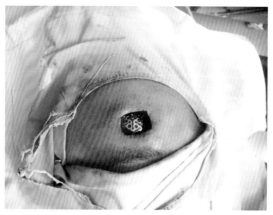

图 2-7 创面清创

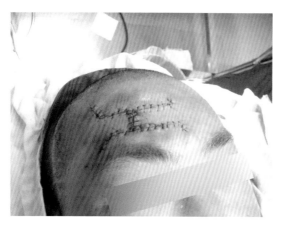

图 2-8 皮瓣拉拢缝合

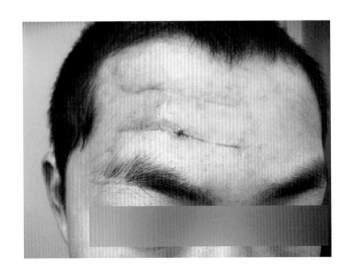

图**2-9** 3个月后随访

病例3:

（1）病例介绍：患者车祸伤，颅脑受损，经神经外科颅骨钛网修复后，钛网外露3个月不愈（图2-10）。

（2）诊断：颅骨钛网外露。

（3）病情评估：患者由于脑外伤长期卧床，进食差，导致营养不良，消瘦、贫血、低蛋白血症，且创面污浊，不新鲜。入院后应首先纠正营养不良及贫血，加强创面换药。待低蛋白血症和贫血纠正且创面新鲜后可考虑手术。

（4）治疗方法：全麻下创面扩创，双氧水、生理盐水依次冲洗创面，止血，于创面一侧设计局部旋转皮瓣覆盖裸露的钛网，同时供瓣区另从他处取中厚皮植皮，打包固定（图2-11）。术后10天拆线，创面愈合良好（图2-12）。

（5）注意事项：患者由于脑外伤，长期卧床，不能进食必然导致营养不良、贫血和低蛋白血症，要给予纠正再行手术。由于创面长时间不愈，创面污浊不清洁，术前要换药清洗至新鲜。

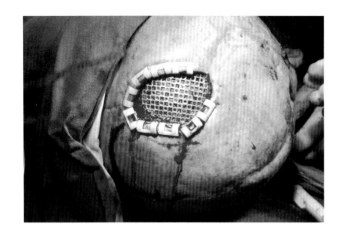

图 **2-10**　脑外伤后颅骨缺损，钛网修补后裸露

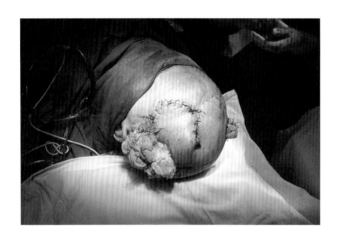

图 **2-11**　于同侧耳上设计局部旋转皮瓣，供瓣区植中厚皮，打包固定

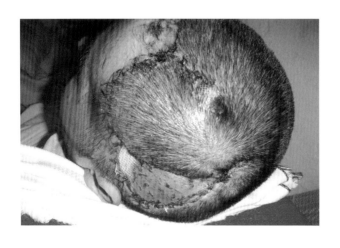

图 **2-12**　术后 10 天拆线，创面愈合良好

病例4：

（1）病例介绍：患者车祸伤致颅骨粉碎性骨折，钛网修补术后1年，钛网外露，创面长期不愈（图2-13）。

（2）诊断：颅骨骨折，钛网修补术后外露。

（3）病情评估：患者系青年女性，一般情况良好，只是创面污浊不新鲜。由于钛网面积太大，不能用局部转移皮瓣修复，需要用扩张器方法修复。

（4）治疗方法：入院后彻底清洗创面，多次换药，至创面新鲜后开始手术。全麻下，于创面两侧正常头皮帽状腱膜下各埋置300mL扩张器1个，注水4个月后（图2-14），创面清创，取出扩张器，扩张后的头皮皮瓣覆盖钛网修复创面（图2-15）。术后3个月随访，创面愈合良好（图2-16）。

（5）注意事项：皮瓣转移前创面应干净，设计的皮瓣转移后应无张力，否则的话会使刀口裂开，导致钛网再次外露。另外，皮瓣转移后应在皮瓣下放置引流条以防皮瓣下积液。

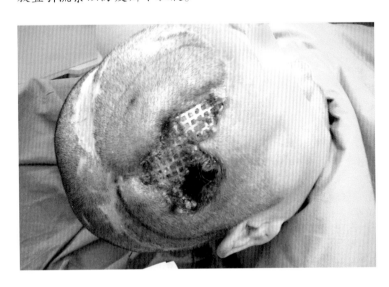

图 **2-13**　颅骨骨折钛网修复后裸露

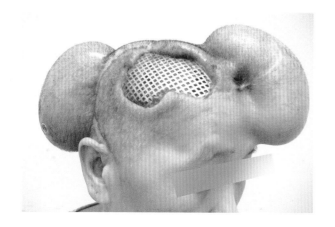

图 **2-14**　于创面两侧头皮帽状腱膜下各埋置300mL扩张器1个，注水4个月

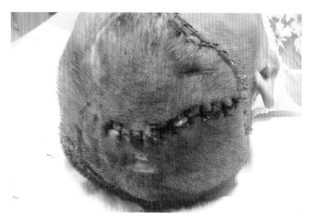

图 **2-15**　取出扩张器，修复裸露的钛网

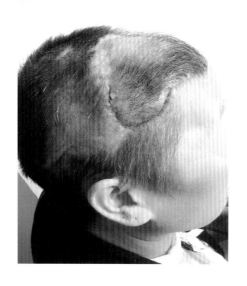

图 **2-16**　术后3个月随访，创面愈合良好

病例5：

（1）病例介绍：患者男，63岁，车祸伤致足背皮肤缺损并肌腱裸露月余（图2-17）。

（2）诊断：右侧足背皮肤缺损并肌腱裸露。

（3）病情评估：患者足背肌腱裸露，应尽早封闭创面，以保护裸露的肌腱，防止肌腱干性坏死。

（4）治疗方法：股前外侧游离皮瓣移植修复。切取同侧股前外侧游离皮瓣与足背动脉吻合，行游离皮瓣移植术，修复足背（图2-18和图2-19）。

（5）注意事项：术后密切观察皮瓣血运，一旦发现皮瓣血运障碍，应立即探查处理。术后患足应制动。供皮瓣区应彻底止血，防止创口下血肿形成，导致刀口裂开。

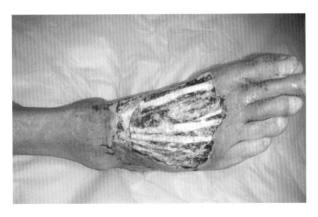

图 **2-17**　右足背皮肤缺损，肌腱裸露

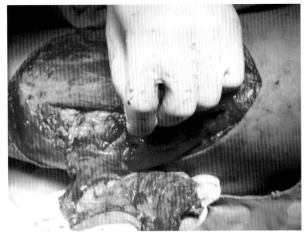

图 **2-18**　切取右侧股前外侧皮瓣

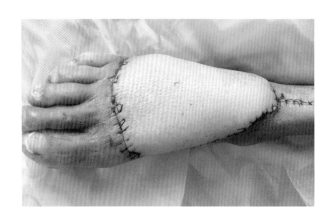

图 **2-19**　游离皮瓣移植第7天，成活良好

病例6:

（1）病例介绍：男，41岁，左侧足背外伤感染，2个月不愈，部分肌腱裸露（图2-20）。

（2）诊断：左足背外伤皮肤缺损并部分肌腱裸露。

（3）病情评估：患者中年男性，一般情况良好，无手术禁忌证。

（4）治疗方法：清创+负压封闭引流术+邮票植皮术。入院后行创面扩创，行负压封闭引流术（图2-21）。治疗7天创面新鲜，肉芽组织覆盖裸露的肌腱（图2-22），再行邮票植皮术，术后创面愈和良好（图2-23）。

（5）注意事项：扩创和封闭负压引流术时要注意观察足趾血运，防止操作过程中破坏足趾血运；植皮时要妥善包扎固定，以防移植皮片滑动。

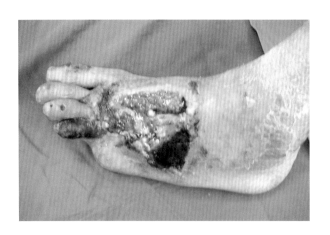

图 **2-20**　足背外伤皮肤缺损并部分肌腱裸露

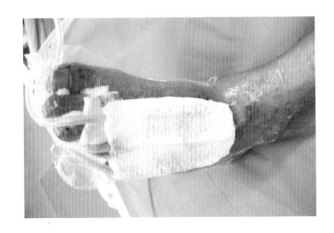

图 **2-21** 行负压封闭引流术

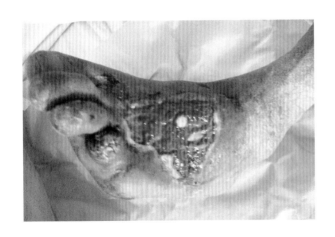

图 **2-22** 负压封闭引流7天，创面肉芽新鲜，裸露的肌腱被肉芽覆盖

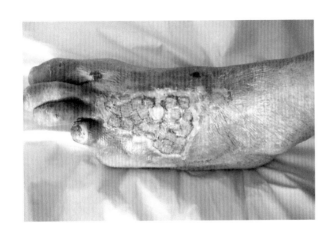

图 **2-23** 创面植皮后愈合良好

病例7：

（1）病例介绍：患者男，38岁，右足背三度烧伤，在私人诊所换药3个月不愈（图2-24）。

（2）诊断：右足背烧伤，三度，面积达2%。

（3）病情评估：患者青年男性，一般情况好，无手术禁忌证，入院后可以手术。

（4）治疗方法：清创+负压封闭引流术+大张中厚皮移植修复。入院后即行创面削痂+负压封闭引流术（图2-25）。7天后拆除负压装置，观察足背创面肉芽新鲜，行大张中厚皮移植术（图2-26和图2-27）。

（5）注意事项：扩创时要彻底止血，行大张中厚皮移植术时，皮片要打洞，以防皮片下积血积液，影响皮片成活，踝关节要制动，防止皮片滑脱。

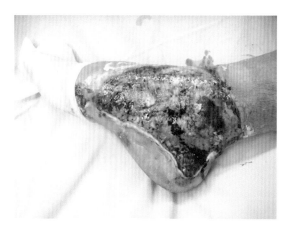

图**2-24**　足背创面三度烧伤，换药3个月不愈

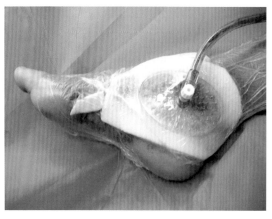

图**2-25**　行创面削痂+负压封闭引流术

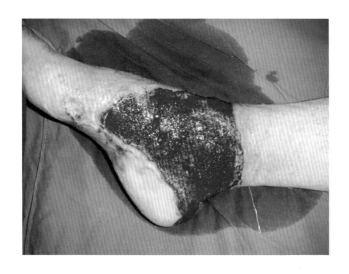

图 **2-26**　负压封闭引流7天，创面新鲜

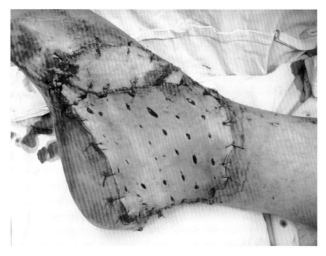

图 **2-27**　大张中厚皮移植术

病例8：

（1）病例介绍：患者男，40岁，右侧足跟外伤跟腱裸露月余（图2-28）。

（2）诊断：右侧足跟外伤皮肤缺损并跟腱裸露。

（3）病情评估：患者系中年男性，一般情况良好，无手术禁忌证。患者跟腱裸露，需尽早封闭创面以保护跟腱，皮片移植不耐磨，不能够较好地保护跟腱，需要用皮瓣覆盖。

（4）治疗方法：应用胫后动脉穿支皮瓣修复。硬膜外或全麻下手术，患者侧卧位，患肢位于上方，上止血带，术前以多普勒超声探测并标记靠近创面的胫后动脉穿支穿出点，创面扩创，去除创面周围坏死及不清洁组织，双氧水、生理盐水依次冲洗创面，止血，创面剪布样备用。以标记的血管穿支穿出点为旋转点，以胫骨内侧髁后与内踝、跟腱连线中点的连线为轴线，依布样在轴线上设计皮瓣，皮瓣略大于创面（图2-29）。先切开皮瓣蒂部后侧、皮肤皮下组织至深筋膜表面。向前掀起蒂部皮瓣并适当分离，寻找并确定胫后动脉穿支的穿出部位及大小，以术中确定的穿支为旋转点，再切开皮瓣周边的皮肤，保留穿支蒂部周围深筋膜完整，由后向前，由近向远于深筋膜表面解剖皮瓣，分离过程中若发现皮瓣有其他血管穿支，则予以保留。进一步向前方分离皮瓣至皮瓣前缘，切开皮瓣周边，仅保留穿支血管与皮瓣相连。将皮瓣旋转180°覆盖于创面，供区创面植皮打包（图2-30和图2-31）。

（5）注意事项：跟腱不能长期裸露，否则的话跟腱容易干性坏死。术前要用多普勒探测胫后动脉穿支并做好标记，旋转皮瓣时皮瓣蒂部与创面之间最好打明道，以防血管蒂受压。

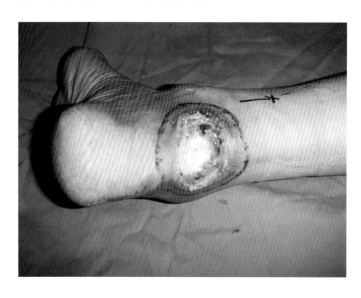

图 **2-28**　右足跟皮肤缺损并跟腱裸露月余

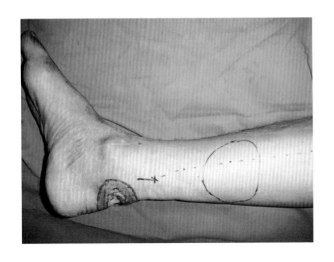

图 2-29　设计胫后动脉穿支皮瓣

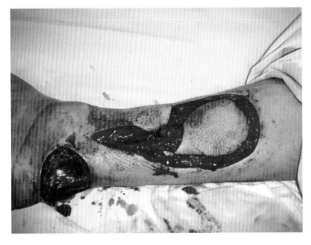

图 2-30　皮瓣切取中

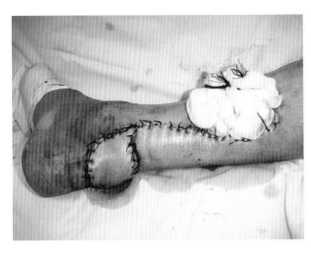

图 2-31　皮瓣转移后，供区植皮

病例9：

（1）病例介绍：患者男，51岁，左小腿骨折，骨科行外固定架固定术，术后胫前皮肤坏死胫骨外露2个月，转入烧伤整形科（图2-32）。

（2）诊断：左小腿骨折胫骨外露。

（3）病情评估：患者中年男性，一般情况好，无手术禁忌证。

（4）治疗方法：设计足背动脉穿支皮瓣转移修复。具体手术步骤是：依胫前创面大小形状设计足背动脉穿支皮瓣（图2-33），先切开蒂部及皮瓣外侧缘皮肤、皮下组织，自深筋膜深面由外向内掀起皮瓣，注意保留肌腱腱周膜的完整性。将皮瓣真皮与深部筋膜组织固定几针，以保护皮瓣的血运联系。皮瓣边缘细小足背静脉予以结扎离断。分离皮瓣至第1跖间隙，于间隙外侧纵向切开筋膜，向两侧牵开姆长伸肌腱和趾长伸肌腱，显露足背血管主干，可见有2支细小分支自足背血管发出进入皮瓣。注意保护血管蒂与皮瓣之间的筋膜组织，再切开皮瓣外侧皮肤、皮下组织筋膜，向内掀起皮瓣至血管蒂区域。进一步游离皮瓣，结扎皮瓣远端第1跖背动脉和足底深支，由远及近掀起皮瓣，切开伸肌支持带，向近端逆行分离，结扎离断沿途分支，长段分离足背血管。将完全分离的穿支皮瓣逆行转移与小腿创面缝合。皮瓣转移修复后3个月愈合良好（图2-34）。

（5）注意事项：术前要用多普勒探测足背动脉确实存在，解剖足背皮瓣时，应特别注意，勿切取过浅。手术操作应以锐性分离为主，防止足背动脉与皮肤分离。掀起皮瓣时要保留好足背的肌腱膜的完整性，否则植皮难以成活。或者即使成活也会有肌腱粘连，造成功能障碍。

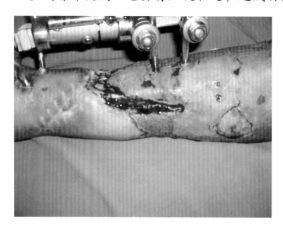

图**2-32**　胫骨外露2
个月

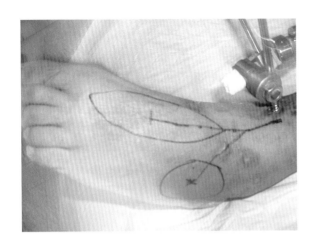

图 **2-33**　设计足背动脉穿支皮瓣

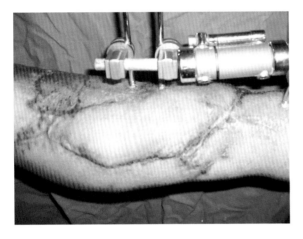

图 **2-34**　皮瓣转移修复后3个月

病例10：

（1）病例介绍：患者女性，28岁，车祸伤致右侧股骨大转子区、股外侧皮肤缺损，行邮票植皮术后，股骨大转子外露，换药3个月不愈（图2-35）。

（2）诊断：股外侧外伤瘢痕，股骨大转子外露。

（3）病情评估：患者青年女性，一般情况良好，无手术禁忌证。

（4）治疗方法：应用腹壁下动脉穿支皮瓣修复。设计腹壁下动脉穿支皮瓣（图2-36）。腹股沟韧带中点偏内侧与脐的连线为皮瓣轴线，多普勒超声探测穿支血管位置并做标记。以腹股沟韧带中点偏内侧至创面上缘长度作为穿支皮瓣的血管蒂长度，创面清创，切除裸露股骨大转子及其周围瘢痕组织，在脐旁依创面形状大小设计穿支皮瓣，沿皮瓣外侧缘设计线切开皮肤、皮下组织，由外向内于浅筋膜层掀起皮瓣至腹直肌前鞘区域，显露一穿支，沿穿支蒂部外缘长段纵行切开前鞘，向内侧牵开腹直肌，可见多支肋间神经运动支及粗大伴行营养血管。于近端显露腹壁下血管主干。切开皮瓣内侧缘，向外掀起皮瓣至穿支附近，肌肉内逆行分离较大穿支至深部其自腹壁下动脉发出平面，切开皮瓣与缺损区之间皮肤皮下组织制成明道，肌内会师法分离穿支及腹壁下血管，结扎沿途细小分支，结扎腹壁下动脉远端，逆行分离血管蒂至其腹直肌鞘穿过平面（图2-37）。将皮瓣通过明道转移至受区，缝合腹直肌前鞘，避免发生腹壁疝（图2-38）。供区皮肤直接缝合。半年后随访愈合良好（图2-39）。

（5）注意事项：术前用多普勒探测并标记腹壁下动脉穿支穿出腹直肌前鞘的体表位置，皮瓣设计应包括该区域。皮瓣转移时血管蒂要松紧合适，避免扭曲受压。供区封闭创面时，应缝合腹直肌前鞘，以免发生腹壁疝。

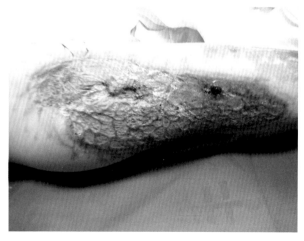

图 **2-35**　右侧股骨大转子裸露，创面3个月不愈

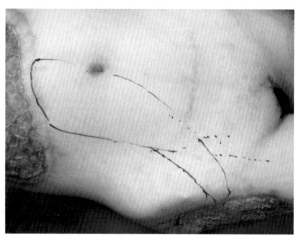

图 **2-36**　设计腹壁下动脉穿支皮瓣

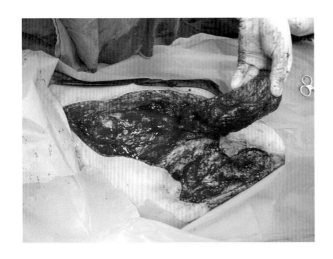

图 **2-37**　皮瓣分离完毕

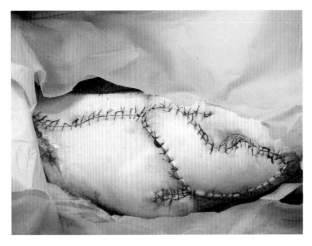

图 **2-38**　皮瓣打明道转移与股骨大转子创面缝合

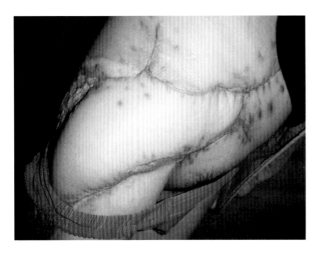

图 **2-39**　半年后随访

病例11:

（1）病例介绍：患者男，42岁，跟骨骨折，行内固定术，术后皮肤坏死，钢板外露，经换药治疗一个半月不愈（图2-40）。

（2）诊断：跟骨骨折术后皮肤坏死，钢板外露。

（3）病情评估：患者中年男性，一般情况好。无手术禁忌证。

（4）治疗方法：创面清创，行负压封闭引流术，术后1周，创面新鲜，设计腓肠神经营养支逆行岛状皮瓣修复。具体方法是：创面切除坏死痂皮，行负压封闭引流术，引流1周（图2-41），创面新鲜，行腓肠神经营养支逆行岛状皮瓣修复（图2-42）。皮瓣具体做法为：以外踝尖与跟腱连线中点至腘横纹中点连线为皮瓣轴线，与外踝上多普勒超声探测血管穿支点作为皮瓣旋转点。旋转点至皮瓣最近点距离较至创面前缘距离略长1cm。在小腿后方皮瓣轴线上依创面大小形状设计皮瓣，腘窝下方皮瓣近心端横行切开皮瓣至深筋膜，寻找到腓肠神经，神经近心端切断，将其包含在旁边内，切开皮瓣两侧，掀起皮瓣并向下继续切开皮瓣游离到蒂部，显露细小的穿支血管予以保护。皮瓣游离至蒂部后翻转180°，蒂部与创面近端切开明道，将皮瓣与创面周围缝合，供区植中厚皮打包保扎（图2-43）术后3个月随访愈合良好（图2-44）。

（5）注意事项：术前用多普勒探测外踝上血管穿出点，寻找到小腿后方的腓肠神经后切断近心端，并保证该神经包含在皮瓣内。皮瓣蒂部与创面近端之间的皮肤要切开明道，皮瓣翻转后再宽松缝合，以防皮瓣蒂部受压。术后踝关节要妥当制动，以防皮瓣撕脱。

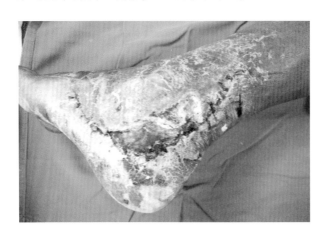

图**2-40** 跟骨骨折内固定术后皮肤坏死，钢板外露，换药1个半月不愈

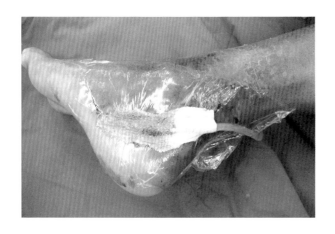

图 **2-41** 清创 + 负压封闭引流术 1 周

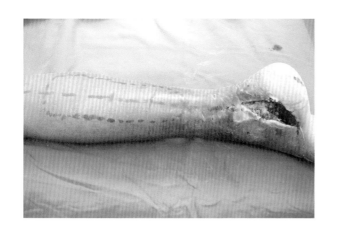

图 **2-42** 设计腓肠神经营养支逆行岛状皮瓣

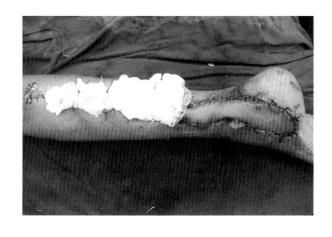

图 **2-43** 皮瓣转移，供区植中厚皮

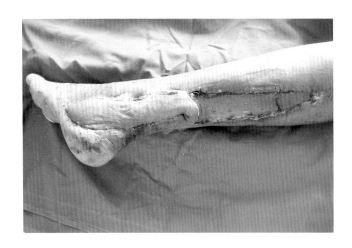

图**2-44**　术后3个月随访

病例12：

（1）病例介绍：患者男47岁，左胫腓骨下段骨折，内固定术后钢板外露（图2-45），换药治疗2个月不愈。

（2）诊断：左胫腓骨骨折内固定术后钢板外露。

（3）病情评估：患者中年男性，一般情况良好，无基础病及营养不良，无手术禁忌证。患者胫腓骨骨折术后，刀口感染裂开，钢板外露，因小腿后方亦有伤口，不能做同侧腓肠神经营养支逆行岛状瓣及其他皮瓣，故设计对侧小腿任意皮瓣作交腿皮瓣修复。

（4）治疗方法：行对侧任意皮瓣作交腿皮瓣修复创面。具体方法：创面彻底清创，切除坏死组织，止血，依患侧创面大小形状在对侧小腿后方设计蒂在内侧的任意皮瓣（图2-46），深筋膜层掀起皮瓣，供区植中厚皮打包包扎，两肢体靠拢，将皮瓣与创面缝合。最后用石膏妥善固定两侧肢体，防止皮瓣撕脱（图2-47）。2周后断蒂。

（5）注意事项：对于小腿下段胫腓骨骨折，往往由于骨科手术的破坏，致小腿周围皮肤及其血管损伤，给我们做皮瓣手术带来风险，这种情况下可考虑应用对侧小腿皮瓣修复。

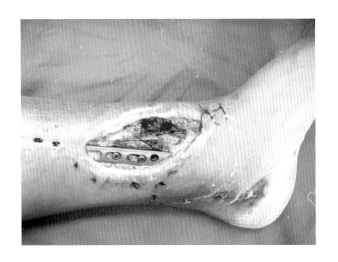

图 **2-45**　左胫腓
骨骨折内固定术
后钢板外露

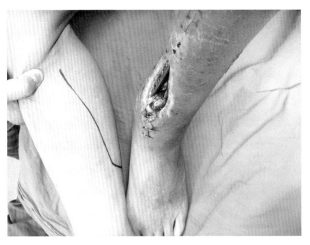

图 **2-46**　设计对侧
任意交腿皮瓣

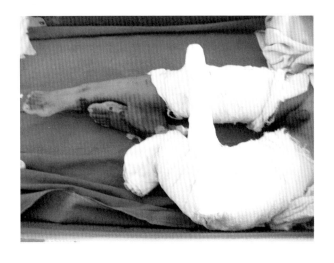

图 **2-47**　皮瓣转移后
石膏妥善固定

病例13：

（1）病例介绍：男，34岁，外伤致慢性足背创面不愈3年（图2-48）。

（2）诊断：右足背外伤溃疡。

（3）病情评估：青年男性，一般情况良好，无手术禁忌证。踝关节周围瘢痕，足背贴骨瘢痕，无法行小腿及足背皮瓣修复，考虑行对侧小腿腓肠神经营养支逆行岛状瓣，做交腿皮瓣修复。

（4）治疗方法：足背贴骨瘢痕切除，清创，行负压封闭引流术1周（图2-49），创面新鲜后行对侧小腿腓肠神经营养支逆行岛状瓣，做交腿皮瓣修复（图2-50）。皮瓣具体做法为：以外踝尖与跟腱连线中点至腘横纹中点连线为皮瓣轴线，与外踝上多普勒超声探测血管穿支点作为皮瓣旋转点。两小腿靠近，旋转点距对侧足背创面最近点距离作为皮瓣卷管蒂长度，设计蒂宽2.5cm，以便能够将蒂部卷成管状。

在小腿后方皮瓣轴线上依创面大小形状设计皮瓣，腘窝下方皮瓣近心端横行切开皮瓣至深筋膜，寻找到腓肠神经，于神经近心端切断，将其包含在皮瓣内。切开皮瓣，两侧掀起皮瓣并向下继续切开皮瓣游离到蒂部，显露细小的穿支血管予以保护。皮瓣游离至蒂部后翻转180°，蒂部卷成管状，将皮瓣与对侧足背创面周围缝合，供区植中厚皮打包保扎。石膏妥善固定两小腿，以防皮瓣撕脱。术后3周断蒂（图2-51）。

（5）注意事项：术前用多普勒探测外踝上血管穿出点，寻找到小腿后方的腓肠神经后切断近心端，并保证该神经包含在皮瓣内。皮瓣蒂部设计要宽，以便能够将皮瓣蒂部卷成管状。术后两小腿要用石膏妥当制动，以防皮瓣撕脱。

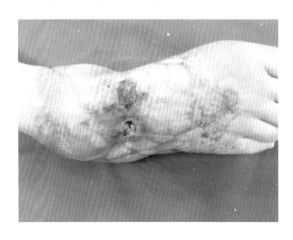

图 **2-48**　外伤致足背慢性创面不愈3年

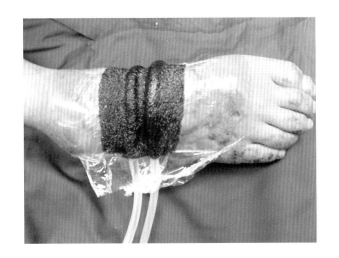

图 **2-49**　清创＋负压封闭引流术

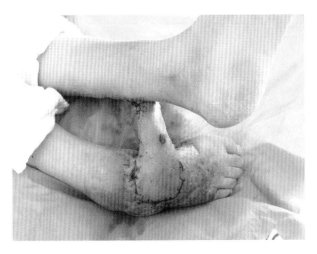

图 **2-50**　对侧小腿腓肠神经营养支逆行岛状瓣，做交腿皮瓣修复

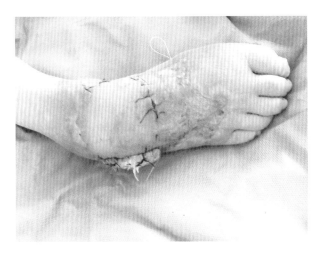

图 **2-51**　术后3周断蒂

病例14：

（1）病例介绍：患者男性，35岁，左足化学烧伤，换药治疗月余不愈（图2-52）。

（2）诊断：左足化学烧伤，三度。

（3）病情评估：青年男性，一般情况良好，无手术禁忌证。

（4）治疗方法：入院后行切痂术+创面负压封闭引流术1周（图2-53），创面新鲜，行邮票植皮术修复（图2-54）。

（5）注意事项：术后双小腿要用石膏固定牢靠，以防二者分离，导致皮瓣撕脱，手术失败。

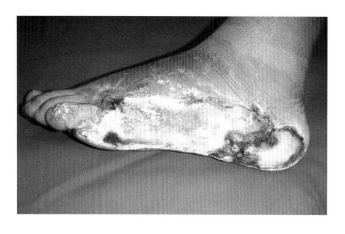

图 **2-52**　左足化学烧伤，换药治疗月余不愈

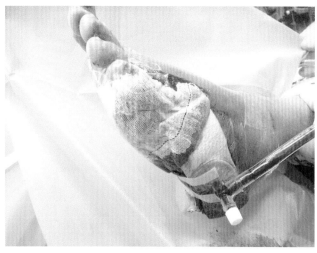

图 **2-53**　切痂 + 负压封闭引流术 1 周

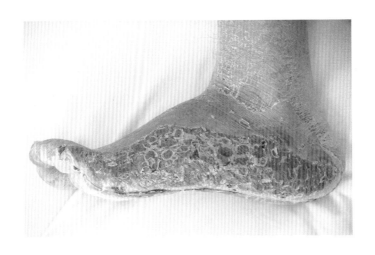

图 **2-54**　行邮票植皮术后

第二节　糖尿病并发慢性难愈性创面

糖尿病合并创面的发生与局部神经异常、血管病变相关的感染、皮肤溃疡或深层组织破坏有关，尤以糖尿病足最为常见。

其发病机制为：糖尿病是以高血糖为基本生化特征的代谢性疾病。其基本病变是糖原阳性物质沉积于血管内皮下，内皮细胞损伤、血小板黏附与聚集、平滑肌细胞增生、脂质沉着斑块与血栓形成，从而引起大血管的动脉粥样硬化；同时引起毛细血管基底膜增厚和小动脉透明变性。致血管舒张受限、自我调节能力异常。影响了组织和血液间的物质交换和氧弥散，导致微血管血栓形成和组织缺血。组织内的大小血管受损，就会引起皮肤缺血性改变并致溃疡发生和感染可能。另外，糖原阳性物质沉积于神经周围引起有髓神经髓鞘水肿、变性、溶解，轴突被挤压，施万细胞变性，纤维裸露；无髓神经细胞水肿、空泡化微丝微管排列不整齐，神经递质分泌异常，导致感觉神经障碍，机体对外界的保护性知觉能力减退；运动神经障碍致足部畸形，进一步发展成为糖尿病足溃疡。另外，由于糖尿病患者机体内非酶促糖基化反应加速，糖基化终末产物水平增高，使皮肤组织糖含量明显增高，导致机体抗感染能力削弱，造成皮肤隐匿性损害，是糖尿病患者皮肤易损或创面形成后延迟愈合的重要机制之一。

糖尿病合并创面的清创：清创时要了解组织类型，明确解剖结构，避免损伤创面内血管、神经、肌腱。对于多腔室蜂窝状感染灶要尽量完全打通，做到引流通畅，对于血供较差的糖尿病足创面，不要行大面积清创术，应首先解决肢体血供问题。

糖尿病合并创面感染的处理原则：在初次发现感染时，应该评估严重性，及时做创面培养，考虑是否需要手术治疗，初次清创和去除坏死组织后留取培养标本。严重感染患者在等待培养结果时需要根据经验应用广谱抗生素。糖尿病患者有免疫异常时，即使是皮肤共生菌也可能会导致严重的组织感染，也应视为致病源。革兰阴性菌，特别是伤口处培养获得的，往往是定植菌，如果不引起患者感染，一般无需治疗。如果有全身感染症状，需要送血培养，需要根据实验室结果、临床症状及病史选择合适的抗生素。对于深部脓肿、坏死组织或者骨感染要及时外科干预。

病例1：

（1）病例介绍：患者女，53岁，糖尿病史5年，发热5天，发现背部脓肿1个月就诊（图2-55）。查体背部脓肿有握雪感，挤压脓肿顶部可见脓液溢出。空腹血糖11mmol/L，体温37.3℃。

（2）诊断：糖尿病并发背部感染。

（3）病情评估：患者入院时血糖高、发热、血白细胞和中性粒细胞偏高，先不急于手术，应做好术前准备，给予降糖、抗生素控制感染后再行手术清创。

（4）治疗方法：入院后应做脓液细菌培养+药敏试验。注射胰岛素降糖，应用头孢哌酮钠舒巴坦（舒普深）控制感染3日后入手术室行切开引流+负压封闭引流术。术中清创，将多腔脓肿清理成一个大的创腔，双氧水、生理盐水依次冲洗创腔，止血，腔内放负压封闭引流装置（图2-56），回病房持续吸引1周后创面新鲜（图2-57），行二次创口缝合，创面愈合（图2-58）。

（5）注意事项：创面清创、抗感染和降糖要同时进行。

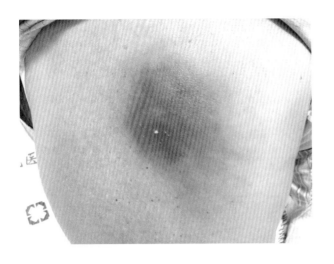

图 2-55　背部脓肿 1 个月

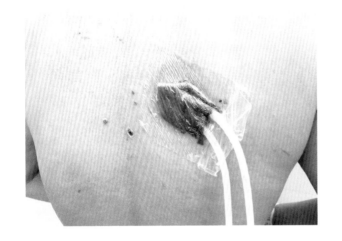

图 2-56　切开引流，放负压封闭引流装置

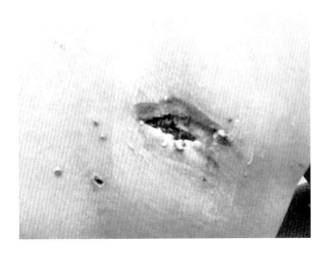

图 2-57　吸引 1 周后创面新鲜

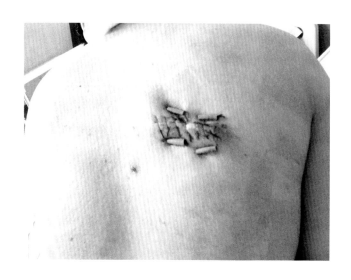

图 **2-58**　行二期缝合术，创面愈合

病例2：

（1）病例介绍：患者男，53岁，糖尿病史3年，发现背部脓肿感染月余，破溃1周入院（图2-59）。空腹血糖12mmol/L，体温37.7℃。

（2）诊断：糖尿病并发背部感染。

（3）病情评估：患者入院时血糖高、发热、血白细胞和中性粒细胞偏高，入院后应做好术前准备，给予降糖、抗生素控制感染后再行手术清创。

（4）治疗方法：入院后应做脓液细菌培养+药敏试验。注射胰岛素降糖，应用头孢哌酮钠舒巴坦（舒普深）控制感染3日后，如手术无禁忌证，应尽早行切开清创+负压封闭引流术。术中清创，将多腔脓肿清理成一个大的创腔，双氧水、生理盐水依次冲洗创腔，止血，腔内放负压封闭引流装置（图2-60），回病房持续吸引1周后创面新鲜（图2-61），行二次创口减张缝合（图2-62），缝合后刀口外面再放负压封闭引流装置5天（图2-63）。创面愈合（图2-64）。

（5）注意事项：创面清创、抗感染和降糖要同时进行。但不一定要等到血糖完全将至正常再行清创引流术，因感染可反馈性地升高血糖，如不尽早将脓肿切开并行充分引流，患者血糖恐难以下降。我们在临床实践中发现，部分糖尿病患者并发巨大脓肿，待脓肿切开并充分引流后，患者血糖很快降至正常。二次缝合时刀口外再放负压封闭引流装置，可以压迫刀口止血，同时刀口下积液、积血也可以通过负压封闭引流装置吸出，避免了刀口裂开的风险。

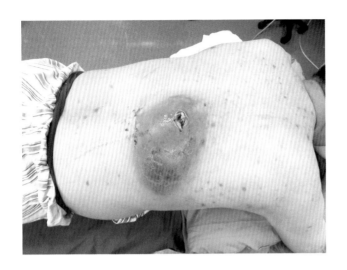

图 **2-59** 糖尿病并发背部脓肿月余，破溃 1 周

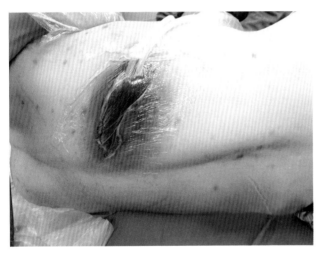

图 **2-60** 行清创 + 负压封闭引流术

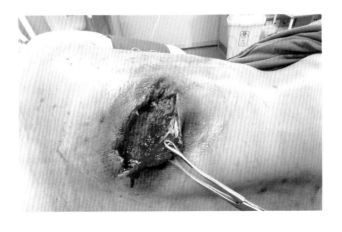

图 **2-61** 术后 1 周，创面新鲜

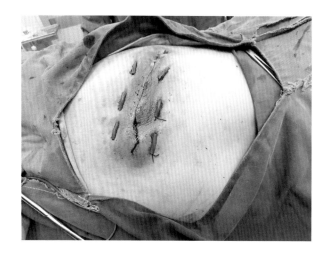

图 2-62　行减张缝合

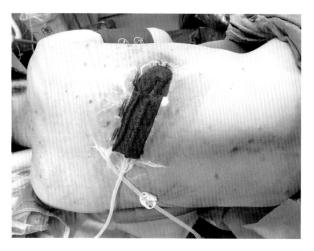

图 2-63　刀口外放负压封闭引流装置 5 天

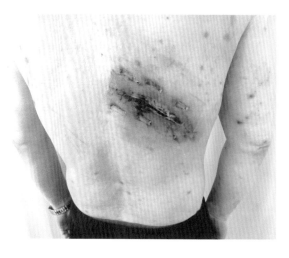

图 2-64　创面愈合良好

病例3：

（1）病例介绍：患者男，67岁，糖尿病史11年，并发糖尿病足3个月入院。空腹血糖15mmol/L，左足背红肿波动感。白细胞和中性粒细胞偏高。体温38.7℃。

（2）诊断：左侧糖尿病足。

（3）病情评估：患者入院时血糖高、发热、血白细胞和中性粒细胞偏高，入院后应做好术前准备，给予降糖、抗生素控制感染后再行手术清创。

（4）治疗方法：入院后应做脓液细菌培养+药敏。注射胰岛素降糖，应用头孢哌酮钠舒巴坦（舒普深）控制感染3日后，如手术无禁忌证，应尽早行切开清创+负压封闭引流术。术中清创，将足背脓肿行多处切开（图2-65），双氧水、生理盐水依次冲洗创腔，止血，足背放置放负压封闭引流装置（图2-66），足趾间要用海绵隔开，各足趾末节露出，回病房持续吸引1周，打开负压封闭引流装置，可见引流口均收缩闭合，创面自行愈合（图2-67）。

（5）注意事项：创面清创、抗感染和降糖要同时进行。但不一定要等到血糖完全将至正常再行清创引流术，因感染可反馈性的升高血糖，如不尽早将脓肿切开并行充分引流，患者血糖恐难以下降。放置负压封闭引流装置时，各足趾间要用海绵隔开并露出足趾末节，以便观察血运，因负压吸引将会使各足趾受压，影响趾动脉血流。

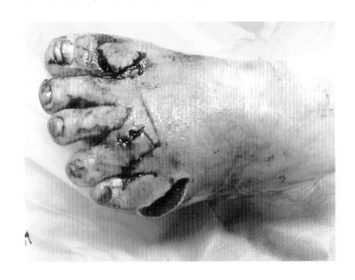

图 **2-65**　左侧糖尿病足脓肿切开引流后

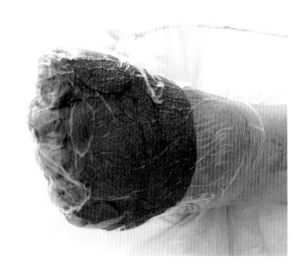

图**2-66**　行负压封闭引流术

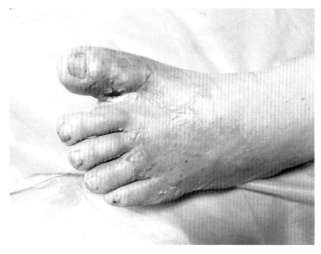

图**2-67**　创面愈合良好

病例4：

（1）病例介绍：患者男，52岁，糖尿病史20年，并发糖尿病足，换药3个月不愈入院（图2-68）。右足外侧、足底溃疡。空腹血糖15.8mmol/L，白细胞和中性粒细胞偏高。低蛋白血症贫血，体温38.7℃。

（2）诊断：右侧糖尿病足。

（3）病情评估：患者入院时血糖高、发热、血白细胞和中性粒细胞偏高，低蛋白血症，贫血，入院后应做好术前准备，给予降糖、纠正低蛋白血症、输血，抗生素控制感染后再行手术清创。

（4）治疗方法：入院后应做脓液细菌培养+药敏。注射胰岛素降糖，输白蛋白和浓缩红细胞，应用头孢哌酮钠舒巴坦（舒普深）控制感染3日后，行足底及足外侧坏死组织清创（图2-69）。双氧水、生理盐水依次冲洗创面，止血，创面放负压封闭引流装置，回病房持续吸引1周后，打开负压封闭引流装置，可见创面肉芽新鲜（图2-70），再行大张中厚皮植皮术，封闭创面。术后创面愈合（图2-71）。

（5）注意事项：该患者由于长期营养不良，致低蛋白血症和贫血，平时血糖控制不好，并发糖尿病足，入院后不要急于手术清创，要首先纠正患者的低蛋白血症、贫血，降血糖，应用抗生素控制感染，待上述情况改善后方可手术清创。

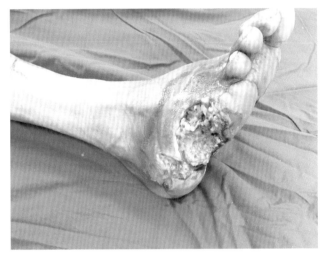

图 **2-68**　糖尿病足3个月换药不愈

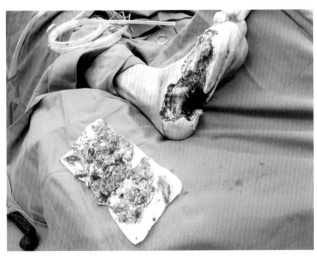

图 **2-69**　术中清创切除坏死组织

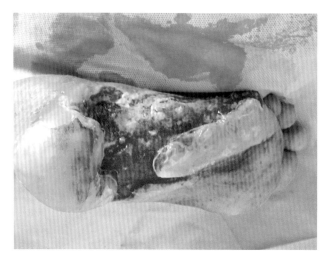

图 **2-70** 创面清创后行负压封闭引流术1周，创面新鲜

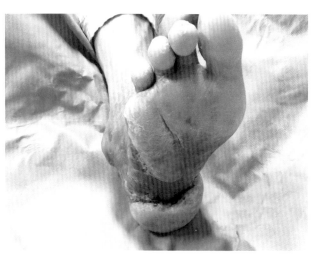

图 **2-71** 植皮术后，创面愈合

第三节 压疮

身体的任何骨隆起部位长时间过度受压，局部皮肤发生坏死肌溃疡称为压疮。由于受压处血液循环障碍，局部组织持续缺血、缺氧，营养缺乏，致使皮肤失去正常功能，而引起的组织破损和坏死。压疮初期表现为表皮损伤，呈现红斑，继而发展为皮肤、皮下组织、肌肉、骨骼的破坏，若感染扩散，可导致败血症或毒血症，将危及生命。

压疮多见于截瘫患者，此外，慢性消耗性疾病、大面积烧伤、重度营养不良、深度昏迷、过长时间麻醉、石膏绷带缠扎过紧，也都可为压疮发生的原因，压疮的好发部位是骶尾部、坐骨结节、股骨大转子等处，其次为跟骨、枕骨、髂前上棘、内外踝等部位，其他如髌骨、胫骨前棘、肘后鹰嘴、椎骨棘突、肩胛骨等处亦可发生。

压疮的分期：依据压疮发生的病理变化，临床上分为三期。

第一期：红斑期。由于局部血液供应不良，组织缺氧，小动脉反应性扩张，局部充血皮肤呈现红斑。压力解除后可以恢复。若持续受压，血管、神经营养发生障碍小静脉反应性扩张，局部淤血皮肤青紫，细胞变性，病变加深。

第二期：水疱期。此期为毛细血管通透性增加，表皮水疱形成或脱落，真皮及皮下组织肿胀，皮肤出现硬结。若及时解除受压，改善血运，清洁创面，仍可防止病变进一步发展。

第三期：溃疡期。溃疡分浅度溃疡和深度溃疡。浅度溃疡仅限于皮肤全层破坏，继发感染，局部有脓性分泌物及脂肪坏死，进一步加深会形成腔穴。深度溃疡为创面进一步感染加深，侵及筋膜肌肉或骨骼。创面内组织呈黑色，坏死组织恶臭味，脓液沿筋膜向四周扩散，破坏关节囊，进入关节腔，造成关节破坏和脱位。

压疮的手术治疗原则是术前加强营养支持、纠正低蛋白血症和贫血、控制感染，简单创面清创+负压封闭引流作为创面过度，待创面新鲜后，彻底切除溃疡，范围包括四周的瘢痕、钙化的软组织和黏液囊，凿除溃疡底部的骨隆起，然后利用临近部位的筋膜瓣或肌瓣，覆盖截骨骨面及填塞腔穴、修复软组织缺损。

病例1：

（1）病例介绍：患者男，23岁，外伤致高位截瘫5年，双侧坐骨结节压疮3个月（图2-72）。

（2）诊断：①双侧坐骨结节压疮；②高位截瘫。

（3）病情评估：患者青年男性，无发热、无营养不良、一般情况良好。无手术禁忌证。

（4）治疗方法：行双侧坐骨结节压疮清创，清创溃疡灶及其周围硬化的瘢痕、钙化的软组织和黏液囊，止血，设计双侧股二头肌皮瓣（图2-73），将肌皮瓣作V-Y推进，拉向创面方向与创面周边缝合，皮瓣下放引流条（图2-74）。术后10天拆线，愈合良好。术后3个月随访，压疮未复发（图2-75）。

（5）注意事项：压疮患者往往都长期卧床，要关注是否有营养不良及贫血情况，若有，应予以纠正再考虑皮瓣修复。手术前后应用抗生素控制感染。手术清创时应将溃疡灶及其周边硬化的瘢痕组织一并切除，腔内钙化的软组织和滑膜囊也要切除。坐骨不裸露的不需凿除骨皮质。坐骨裸露的要同时凿除坐骨隆起的骨皮质，创面彻底止血。并放引流条以防肌皮瓣下积血导致感染和刀口裂开。

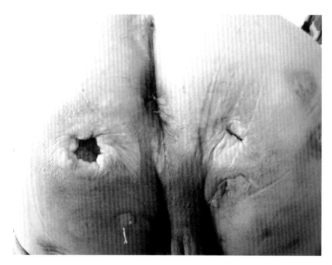

图 2-72 高位截瘫导致的坐骨结节压疮3个月

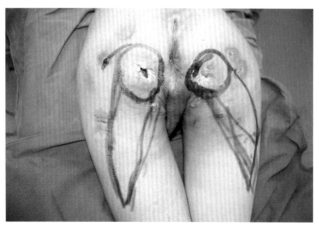

图 2-73 术中设计双侧股二头肌皮瓣

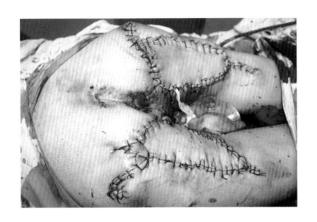

图 **2-74**　肌皮瓣转移后

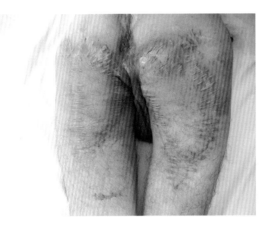

图 **2-75**　术后3个月随访，压疮未复发

病例2：

（1）病例介绍：患者男，33岁，外伤致高位截瘫7年，并发左侧大转子压疮4个月（图2-76）。消瘦。体温38.7℃，创面恶臭。

（2）诊断：①左侧大转子压疮；②高位截瘫。

（3）病情评估：患者青年男性，发热、营养不良、贫血、低蛋白血症，应给予营养支持、纠正贫血和低蛋白血症，抗生素控制感染。

（4）治疗方法：入院后给予营养支持、纠正贫血和低蛋白血症，抗生素控制感染。做创面分泌物细菌培养+药敏。同时床边放分别负压封闭引流装置（图2-77），1周后入手术室行压疮清创+局部旋转皮瓣修复，放引流条2根（图2-78和图2-79）。术后10天拆线，愈合良好。术后6个月随访，压疮未复发（图2-80）。

（5）注意事项：患者有营养不良及贫血情况，应予以纠正再考虑皮瓣修复。手术前后应用抗生素控制感染。手术清创时应将溃疡灶及其周边硬化的瘢痕组织一并切除，腔内钙化的软组织和滑膜囊也要切除。骨质不裸露的不需凿除骨皮质。骨质裸露的要同时凿除大转子隆起的骨皮质，创面彻底止血。并放引流条以防肌皮瓣下积血导致感染和刀口裂开。

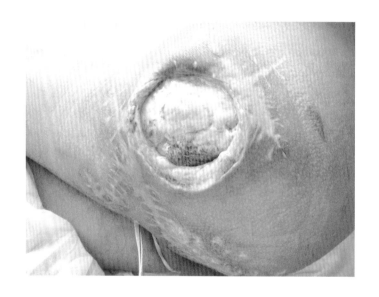

图2-76　高位截瘫并发大转子压疮4个月

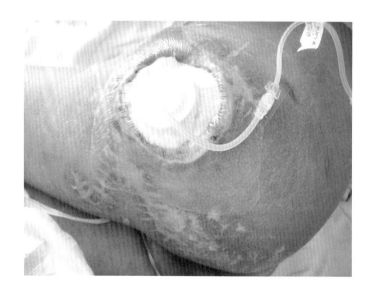

图2-77　床边放负压封闭引流装置

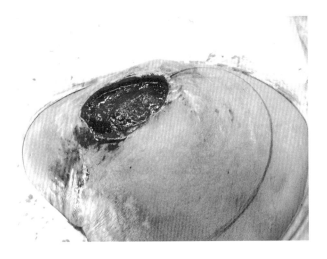

图 **2-78** 手术清创，于臀部设计局部旋转皮瓣

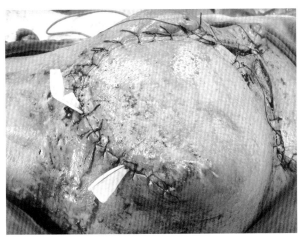

图 **2-79** 皮瓣转移后，皮瓣下放引流条2根

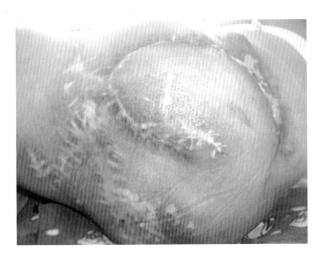

图 **2-80** 术后6个月随访，压疮未复发

病例3：

（1）病例介绍：患者男，45岁，外伤截瘫5年并发左侧大转子压疮2个月（图2-81），一般情况好，无营养不良、无发热。

（2）诊断：①左侧大转子压疮；②高位截瘫。

（3）病情评估：患者中年男性，无发热、无营养不良，无手术禁忌证。

（4）治疗方法：创面做细菌培养+药敏，抗生素控制感染。入院第三天行同侧阔筋膜张肌皮瓣转移修复创面。具体手术方法：髂前上棘下8cm处标记皮瓣旋转中心，以旋股外侧动脉升支为营养血管，依创面大小和形状画出皮瓣范围，皮瓣范围应比创面略大1～2cm（图2-81）。先作皮瓣远端切口，切开皮肤、皮下组织及阔筋膜，掀起远端。在阔筋膜深面由远而进逆行分离皮瓣，分离时将阔筋膜与皮缘缝合固定，以免二者分离而影响血运。沿肌皮瓣前缘分离阔筋膜张肌与股直肌间隙，在髂前上棘下8cm处，可见旋股外侧动脉横过该间隙进入肌肉深面，小心保护，勿予损伤。肌皮瓣的游离以旋转后能无张力地覆盖创面为度，肌皮瓣切取后向后转移覆盖创面，供区另取中厚皮移植打包修复（图2-82和图2-83）。

（5）注意事项：阔筋膜与皮肤间联系疏松，分离肌皮瓣时要将阔筋膜与皮缘暂时性复合固定，以防二者分离影响血运，掀起皮瓣时看到旋股外侧动脉横过该间隙进入肌肉深面即可，不必将血管蒂解剖暴露出来，以免误伤。

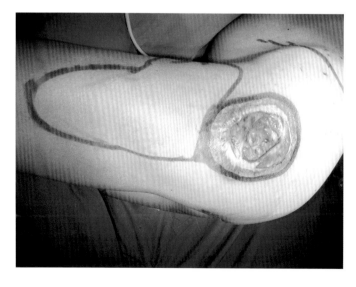

图2-81　左侧大转子压疮2个月

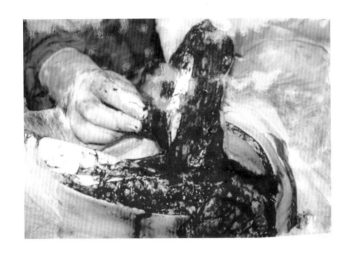

图 **2-82**　设计阔筋膜张肌皮瓣

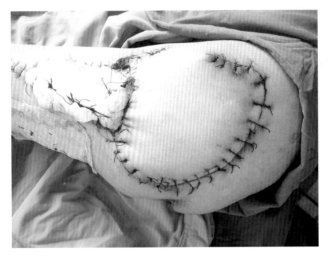

图 **2-83**　阔筋膜张肌皮瓣转移修复创面

病例4：

（1）病例介绍：患者女，67岁，因脑出血长期卧床致骶尾部压疮（图2-84）。

（2）诊断：①骶尾部压疮；②脑出血后遗症

（3）病情评估：患者长期卧床，进食差，消瘦，低蛋白血症，贫血。术前需给予营养支持，纠正低蛋白血症和贫血。

（4）治疗方法：设计双侧臀大肌皮瓣修复创面。具体方法：以臀上动脉为轴设计皮瓣，髂后上棘与股骨大转子连线为皮瓣轴线，以该连线中上1/3

交点为皮瓣旋转轴，旋转轴距离皮瓣最远点应大于该轴距创面最远点距离。设计弧形皮瓣，预计设计的皮瓣能在旋转后较好地闭合创面。臀部外上方切口，切开臀大肌，找到与臀中肌间隙，钝性分离，在臀大肌深面找到臀上动脉浅支，依据血管在皮瓣内走行，弧形切开皮瓣，将肌皮瓣向内旋转封闭创面，皮瓣下放引流管（图2-84和图2-85）。

（5）注意事项：该患者长期卧床，营养不良，低蛋白血症、贫血，应予以营养支持纠正贫血，分离皮瓣过程中勿损伤臀上动脉，皮瓣下应放置引流管以防皮瓣下积血。

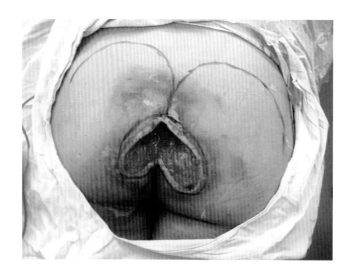

图2-84　骶尾部压疮，设计双侧臀大肌皮瓣

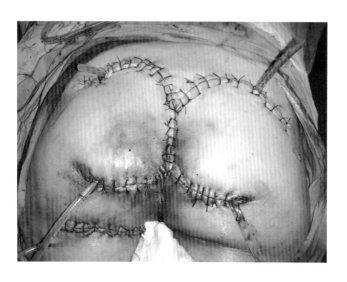

图2-85　臀大肌皮瓣转移修复创面

病例5：

（1）病例介绍：患者男，45岁，外伤致高位截瘫，并发坐骨结节压疮半年不愈（图2-86）。

（2）诊断：①左侧坐骨结节压疮；②高位截瘫

（3）病情评估：患者一般情况良好，无发热、无营养不良、低蛋白血症及贫血，心肺功能良好，可耐受手术。

（4）治疗方法：采用股二头肌皮瓣修复。具体方法：患者取俯卧位，切除压疮周围硬化坏死组织（图2-87），骨凿剔除坏死的坐骨结节骨皮质（图2-88），双氧水、生理盐水依次冲洗创面，止血。在股后设计倒三角形皮瓣，底边位于近侧与创面相连，宽度与创面横径等宽，皮瓣尖端位于坐骨结节与股二头肌腱连线上（图2-89）。先作皮瓣下部V形切口，切开皮肤及深筋膜，在皮瓣远端显露股二头肌长头。沿股二头肌两侧向近侧解剖，外侧与股二头肌短头、股外侧肌分离，内侧与半腱肌、半膜肌分离。术中暂时将皮瓣与肌肉缝合固定，以免皮瓣与深层肌肉分离而影响血运。沿肌肉深面由远而近游离该肌，注意勿损伤肌肉深层入肌的多个血管分支，最后做上部切口，将股二头肌起点从坐骨结节附着处切下，形成一个保留深层血管穿支的倒三角形肌皮瓣。将该皮瓣向近侧推进修复坐骨结节压疮，肌肉部分填塞腔隙，皮肤部分覆盖创面（图2-90）。呈Y形缝合剩余刀口（图2-91）。

（5）注意事项：坐骨结节压疮创面要彻底清创。由于创面形成时间较长，创口周围组织硬化，清创时要彻底切除硬化及坏死组织，致创面新鲜。坐骨结节骨皮质由于长期受压缺血坏死，清创时应用骨凿凿除骨皮质致新鲜渗血。

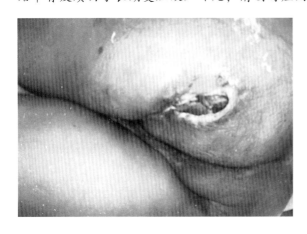

图 **2-86**　坐骨结节压疮半年不愈

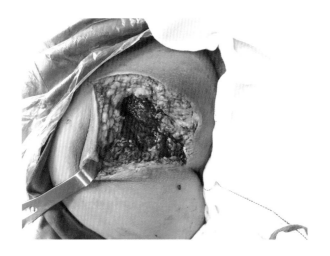

图 **2-87**　创面清创，切除创沿周围硬化坏死组织

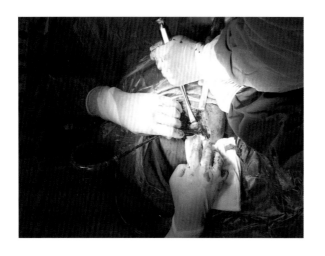

图 **2-88**　骨凿剔除坏死坐骨结节骨皮质

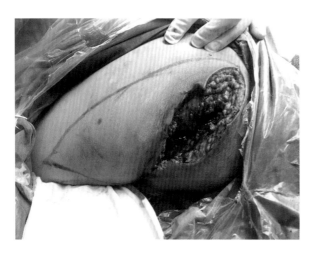

图 **2-89**　设计股二头肌皮瓣

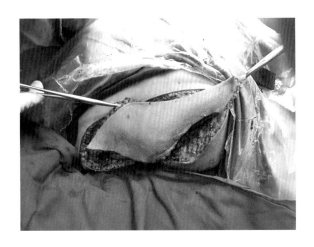

图 **2-90**　向近侧滑行推进股二头肌皮瓣

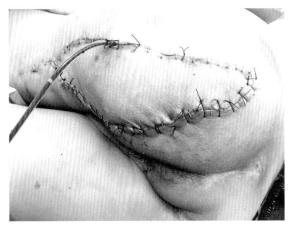

图 **2-91**　创面修复

病例6：

（1）病例介绍：患者男，51岁，外伤致高位截瘫，并发右侧坐骨结节压疮7个月（图2-92）和同侧股骨大转子压疮3个月（图2-93）。患者于2个月前曾行股二头肌皮瓣修复，但术后刀口裂开，嘱期回家换药，仍未愈合。

（2）诊断：①右侧坐骨结节压疮；②右侧股骨大转子压疮；③高位截瘫。

（3）病情评估：患者一般情况良好，无发热、无营养不良、低蛋白血症及贫血，心肺功能良好，可耐受手术。创面无恶臭味。患者2个月前曾行股二头肌皮瓣修复，但刀口裂开，估计是股二头肌皮瓣游离不够充分，皮瓣下仍存在张力或者是压疮创面清创不彻底，创面内存在感染坏死组织，导致刀口裂开。此次手术总结之前的经验教训，给予创面彻底清创，切除全部的坏死组织，包括切除坐骨结节处周围滑膜以及剔除坐骨结节坏死的骨皮质。

（4）治疗方法：手术分两期进行，第一期修复右侧坐骨结节压疮，采用同侧股二头肌皮瓣修复。具体方法如下：患者取俯卧位，切除压疮周围硬化坏死组织，骨凿剔除坏死的坐骨结节骨皮质（图2-94和图2-95），双氧水、生理盐水依次冲洗创面，止血。在股后沿原手术刀口设计倒三角形皮瓣，底边位于近侧与创面相连，宽度与创面横径等宽，皮瓣尖端位于坐骨结节与股二头肌腱连线上（图2-96）。先作皮瓣下部V形切口，切开皮肤及深筋膜，在皮瓣远端显露股二头肌长头。沿股二头肌两侧向近侧解剖，外侧与股二头肌短头、股外侧肌分离，内侧与半腱肌、半膜肌分离。术中暂时将皮瓣与肌肉缝合固定，以免皮瓣与深层肌肉分离而影响血运。沿肌肉深面由远而近游离该肌，注意勿损伤肌肉深层入肌的多个血管分支，最后做上部切口，将股二头肌起点从坐骨结节附着处切下，形成一个保留深层血管穿支的倒三角形肌皮瓣。将该皮瓣向近侧推进修复坐骨结节压疮，肌肉部分填塞腔隙，皮肤部分覆盖创面（图2-97）。呈Y形缝合剩余刀口。术后皮瓣下放引流管1根（图2-98），刀口外放负压封闭引流，并将皮瓣下引流管插入负压封闭引流的海绵内（图2-99）。术后拆线，愈合良好（图2-100）。

第二期：前期手术后2周拆线后，再决定做股骨大转子区压疮。患者取侧卧位，患侧在上，将原压疮创口扩大，将创口内膜全部切除（图2-101），同时将纤维化的创面内壁纵横划"井"字深达皮下脂肪层，以松解纤维化的内壁内受压的血管，使其不再受卡压（图2-102）。止血后创腔内埋置负压封闭引流装置（图2-103）。7天后取出负压封闭引流装置，见创面新鲜（图2-104），行清创减张缝合术，术后刀口下放引流管，刀口外放负压封闭引流装置，并将皮瓣下的引流管插入负压封闭引流装置海绵内（图2-105和图2-106）。术后2周刀口愈合良好（图2-107）。

（5）注意事项：患者同时患有两处压疮，要分期解决，不能同时做两处手术，万一手术失败，给下一步治疗带来困难。患者曾做过股二头肌皮瓣手术，此次手术务必将股二头肌皮瓣彻底松解，使其毫无张力地向上推移，坐骨结节压疮创面要彻底清创。由于创面形成时间较长，创口周围组织硬化，清创时要彻底切除，坐骨结节骨皮质由于长期受压缺血坏死，清创时应用骨凿凿除骨皮质致新鲜渗血。皮瓣及刀口下放引流管并将引流管插入负压封闭引流装置内，以便更好地引流皮瓣及刀口下积血。

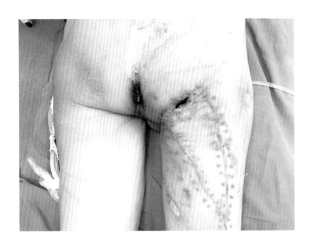

图 **2-92**　右侧坐骨结节
压疮7个月

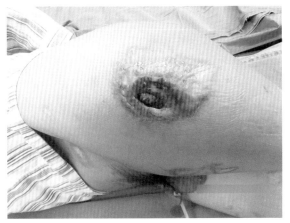

图 **2-93**　同侧股骨大转
子压疮3个月

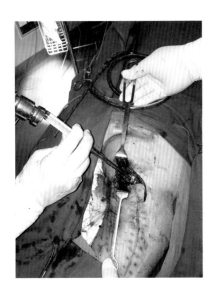

图 **2-94**　扩大创口，切
除创口周围坏死组织并
用骨凿剔除坐骨结节骨
皮质

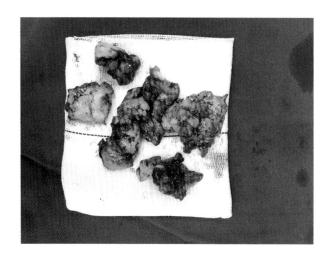

图 2-95　剔除的坐骨结节骨皮质

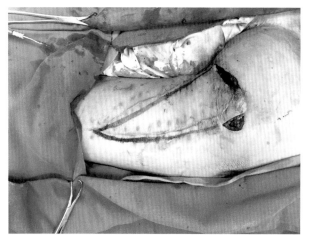

图 2-96　设计股二头肌皮瓣

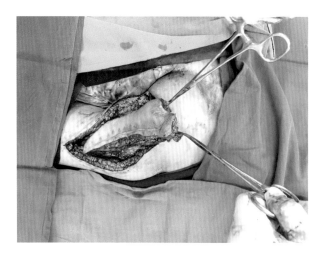

图 2-97　股二头肌皮瓣彻底游离，无张力地向上滑行推进

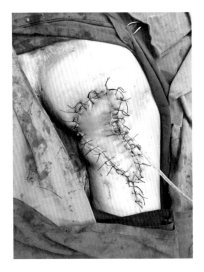

图 2-98　皮瓣修复术后，皮瓣下放引流管

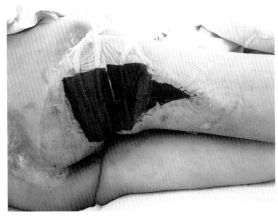

图 2-99　刀口表面放负压封闭引流装置，并将皮瓣下的引流管插入负压封闭引流装置海绵内

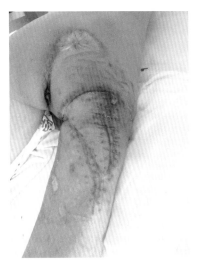

图 2-100　术后拆线，愈合良好

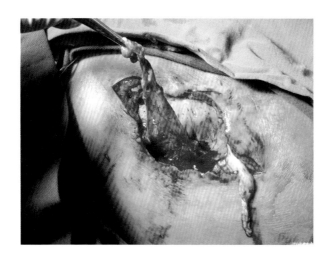

图 **2-101**　创面扩创，切除坏死感染的创腔内膜

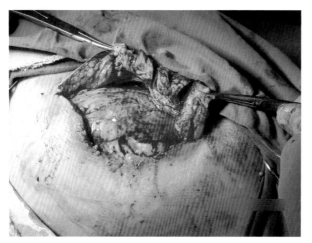

图 **2-102**　将纤维化的内壁纵横"井"字划开，松解内壁内受纤维化受卡压的血管

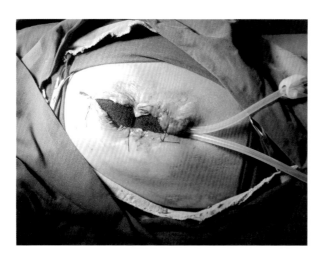

图 **2-103**　切除后创腔内包埋负压封闭引流装置7天

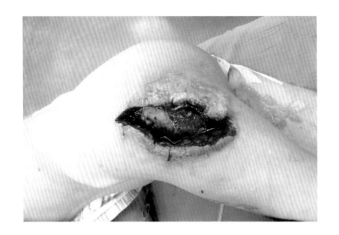

图 **2-104** 术后7天，打开创腔，创面新鲜

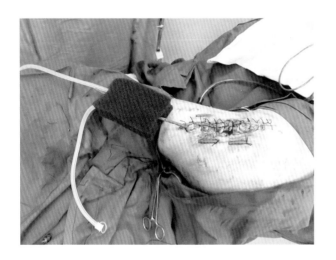

图 **2-105** 做减张缝合创口，打开下放引流管，刀口表面放负压封闭引流装置，并将刀口下引流管插入负压封闭引流装置海绵内

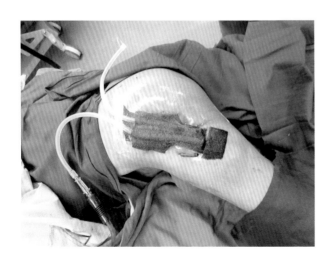

图 **2-106** 负压封闭引流装置放置完毕

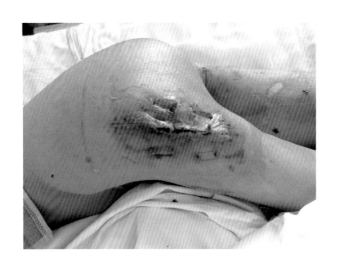

图 **2-107**　术后2周刀
口愈合良好

第四节　下肢血管性溃疡

下肢血管性溃疡主要包括下肢动脉性溃疡、下肢静脉性溃疡、下肢混合型溃疡。

一、下肢动脉性溃疡

动脉性溃疡又称缺血性溃疡，主要由于下肢动脉供血不足所致，动脉缺血性溃疡病因包括闭塞性动脉硬化、血栓闭塞性脉管炎、大动脉炎、动脉栓塞等。动脉供血不足造成肢体远端缺氧，组织缺血坏死形成溃疡。这种动脉性溃疡好发于足部，轻者表现为发凉、怕冷、行走乏力、酸胀不适，严重者表现为间歇性跛行、静息痛、夜间痛，创面主要表现为足趾坏死、溃疡、不易愈合。如不积极处理将可能导致截肢甚至危及生命。

1. 下肢动脉性溃疡的发病机制

下肢动脉性溃疡是动脉硬化闭塞症的并发症之一。动脉硬化闭塞症是动脉粥样硬化病变累及周围动脉并引起慢性闭塞的一种疾病，多见于腹主动脉下端的大、中型动脉。由于动脉粥样硬化斑块及其内部出血或斑块破裂，导致继发性血栓形成而逐渐产生管腔狭窄或闭塞，导致患肢缺血、影响下肢的血供，引起患者运动功能障碍，出现静息痛、溃疡或坏疽。

引起动脉硬化的病因有高血压、高血脂、抽烟、缺少运动、肥胖、家族史等。

2. 下肢动脉性溃疡的诊断手段

（1）彩色超声多普勒检查：是一种广泛应用的无创检查方法，简便易行，能较好地显示局部的动脉病变。

（2）动脉造影：是目前诊断血管性疾病的重要手段之一，是最精确的检查方法。可清楚显示动脉形态、动脉阻塞部位，并可了解动脉侧支循环建立情况。

（3）X线：可了解动脉钙化情况。

（4）踝肱指数：在诊断外周血管疾病时，具有很好的灵敏度和特异性，是血管外科最常用的一种检查方法，也是一种最简单的检查方法。该方法通过测量踝部动脉收缩压与肱动脉收缩压之间的比值来判断外周动脉病变。正常人休息时踝肱指数为0.9～1.3，低于0.8预示着中度疾病，低于0.5预示着重度疾病，低于0.4则患者有静息痛。踝肱指数大于1.3则提示血管钙化以及血管失去收缩功能。

3. 下肢动脉性溃疡的治疗原则

（1）恢复肢体的血液供应是首要原则。控制高血压、高血糖、高血脂，扩血管改善微循环。

（2）创面处理遵循TIME模式，TIME是一个现代伤口处理模式，含义如下。

T（Tissue management）伤口组织处理：通过清创方式去除坏死组织，清扫细菌定植场所，促进有生机组织生长。对于以血管病变为主的创面要设法溶栓、介入球囊扩张、支架植入、血管移植等。

I（Inflammation & infection）炎症和感染控制：由于创面长期开放，细菌定植就会影响伤口愈合，应积极处理伤口感染问题。伤口的抗菌治疗包括伤口的清洁、局部抗菌药物使用和全身抗菌药物的使用。

M（Moisture balance）湿度平衡：伤口愈合需要一定的湿度，保持伤口湿性可以加速伤口上皮化，但这需要在解决了动脉供血问题的前提条件下。在没有解决血管问题之前，还是要考虑干性治疗。

E（Edge，epithelial）创缘，上皮化：一个伤口在经历了前三个步骤治疗后创面转为新鲜，即开始上皮化缩小伤口，换药时可以使用一些生长因子来加速创口边缘上皮化。

二、下肢静脉性溃疡

各种原因引起的下肢静脉系统反流、回流不畅等，造成远端肢体淤血、组织缺氧，从而皮肤发生营养障碍性改变，形成皮肤溃疡。

1. 下肢静脉性溃疡的发病机制

常由于静脉瓣膜闭锁不全导致的静脉内持续高压所致，静脉高压可造成足踝部静脉充盈，随后导致毛细血管扩张，通透性增加，血浆蛋白和红细胞漏出引发水肿。由于渗漏出的含铁血黄色沉淀在皮肤组织导致局部色素沉着。渗漏及水肿造成下肢皮肤张力增大，表面干燥，进而诱发皮肤损伤。

表现为足踝区可见蚯蚓状迂曲的静脉，患肢小腿水肿，小腿胀痛沉重感，抬高患肢可缓解。皮肤粗糙干裂、硬化色素沉重进而发展为溃疡。

2. 下肢静脉性溃疡的诊断手段

（1）超声多普勒：可反映静脉瓣膜形态、是否有阻塞、静脉反流情况以及静脉交通支功能。

（2）下肢静脉造影检查：可比较直观地反映深浅静脉主干通畅程度、静脉是否变异、静脉瓣膜位置数量形态和结构情况，是目前临床上常用的静脉疾病检查手段。

（3）X线检查：可发现骨髓炎、骨肿瘤、异物残留、静脉石等。

（4）实验室检查：如筛查纤维蛋白原、凝血因子Ⅷ、纤维蛋白酶原激活抑制物等指标，可排除由其他疾病引起的小腿难愈性溃疡。

3. 下肢静脉性溃疡的治疗原则

（1）非手术治疗：对于早期、轻度、局灶性表浅的溃疡可考虑保守治疗，包括卧床休息、穿医用弹力袜等。

（2）药物治疗：可给予改善微循环、减轻水肿药物。

（3）物理治疗：低功率激光及红蓝光照射可促进小型表浅溃疡愈合。

（4）创面治疗：创面处理同样遵循TIME模式，不再赘述。

（5）封闭负压引流术：该技术对于静脉性溃疡具有无可比拟的优越性，对于大而深的溃疡创面，经清创后应用负压封闭引流术，可迅速使创面新鲜、肉芽组织丰富，为手术治疗创造条件。

（6）手术治疗：手术治疗包括皮片移植、皮瓣移植等。

三、下肢混合型溃疡

下肢混合型溃疡是指既有动脉性溃疡，同时又合并静脉性溃疡。诊断与治疗应参考二者综合判断。

病例1：

（1）病例介绍：患者男，57岁，小腿被重物砸伤致小腿静脉损伤，小腿溃疡20年，经长期换药不愈（图2-108）。血管多普勒超声示小腿胫前、胫后静脉闭锁。

（2）诊断：左小腿静脉性溃疡。

（3）病情评估：患者左小腿外伤20年，静脉闭锁，踝关节周围瘢痕，不适宜做皮瓣修复，遂用交腿皮瓣修复。

（4）治疗方法：患肢扩创，设计对侧小腿任意皮瓣卷成皮管，与创面缝合。供皮区植中厚皮打包。3周后断蒂，创面得以修复（图2-109和图2-110）。

（5）注意事项：患肢踝关节周围全是瘢痕，血运较差，借用对侧小腿血运丰富的皮瓣来修复创面较为保险。交腿皮瓣术后要用石膏固定牢固，以防皮瓣撕脱。

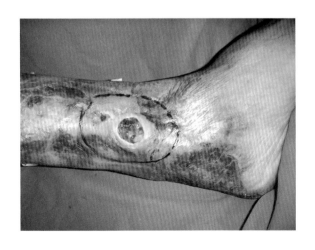

图 **2-108** 小腿静脉性溃疡20年不愈

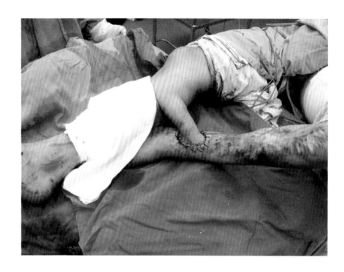

图 **2-109**　设计交腿皮瓣

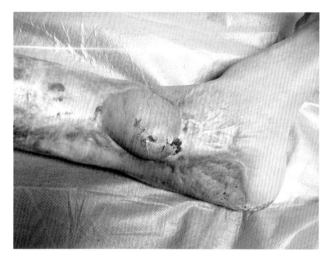

图 **2-110**　交腿皮瓣断蒂，创面得以修复

病例2：

（1）病例介绍：患者男，42岁，左小腿静脉性溃疡15年（图2-111）。

（2）诊断：左小腿静脉性溃疡。

（3）病情评估：患者左小腿静脉性溃疡15年，踝关节周围瘢痕，创面肉芽纤维化。组织变硬，血运差。术前应彩超检查患肢血管是否通畅。

（4）治疗方法：纤维化的溃疡创面"井"字划开，深达骨膜（图2-112），然后行负压封闭引流1周（图2-113），创面肉芽新鲜（图2-114），再行邮票植皮术封闭创面（图2-115）。

（5）注意事项：患者创面病程迁延时间长，溃疡组织纤维化，质地变硬，组织内血管受环束带压迫变细，需要"井"字划开。创面"井"字切开应横竖间隔1cm，不可间隙过大，应深达骨膜，"井"字边缘应超过创面边缘硬化的组织，以彻底释放受压迫的血管。同时用负压封闭引流技术培养肉芽。致创面肉芽新鲜，方可植皮。

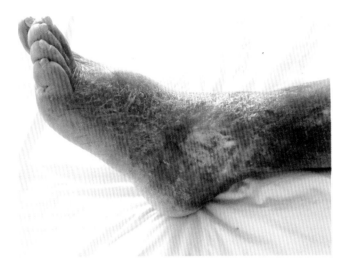

图 **2-111**　左小腿静脉性溃疡 15 年

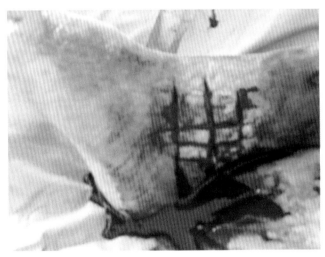

图 **2-112**　创面"井"字划开，深达骨膜

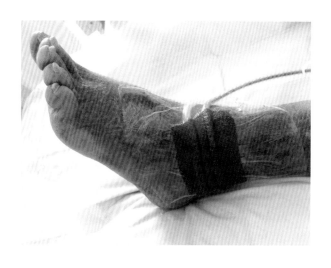

图 **2-113** 行负压封闭引流1周

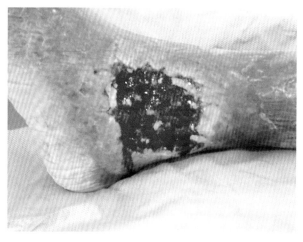

图 **2-114** 负压封闭引流1周后创面新鲜

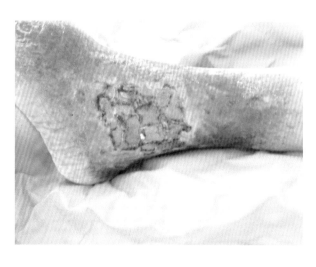

图 **2-115** 邮票植皮术后

病例3：

（1）病例介绍：患者女，35岁，车祸伤致左小腿静脉损伤，导致左侧外踝溃疡7年（图2-116）。

（2）诊断：左小腿静脉性溃疡。

（3）病情评估：患者左小腿外伤致小腿静脉性溃疡7年，踝关节周围瘢痕，创面肉芽纤维化。组织变硬，血运差。不宜用皮瓣修复。采用创面"井"字划开，同时行负压封闭引流术，待创面肉芽新鲜后行植皮修复。患者为女性，曾经做过剖宫产手术，遗留下腹部横行打开瘢痕，在下腹部顺原刀口切取中厚皮片，不增加患者的刀口瘢痕。

（4）治疗方法：创面扩创，行"井"字划开，深达骨膜，然后行负压封闭引流术1周（图2-117），术后创面新鲜，适宜植皮（图2-118）。从下腹部顺原剖宫产刀口横向刀口瘢痕方向切取中厚皮片（图2-119），打孔打包缝合。术后10天皮片成活（图2-120）。随访半年，溃疡未复发（图2-121）。

（5）注意事项：患者系车祸伤，踝关节软组织受损，血管破坏，导致创面长期不愈，患者创面病程迁延时间长，溃疡组织纤维化，质地变硬，组织内血管受环束带压迫变细，需要"井"字划开，深达骨膜，以彻底释放受压迫的血管。同时用负压封闭引流术培养肉芽。致创面肉芽新鲜，方可植皮。从患者下腹部取皮，既可腹壁收紧整形，又可顺原剖宫产刀口瘢痕，不必再增加新的瘢痕。

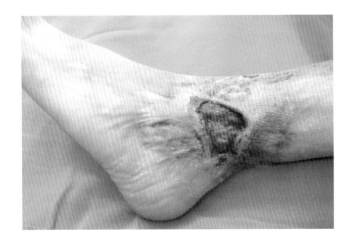

图**2-116**　车祸伤致左侧外踝溃疡7年

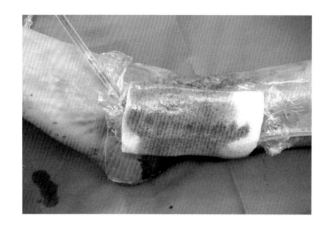

图 **2-117**　创面"井"字划开，同时行负压封闭引流术

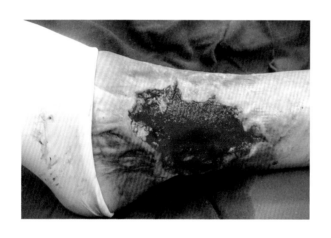

图 **2-118**　负压封闭引流1周，创面新鲜，适宜植皮

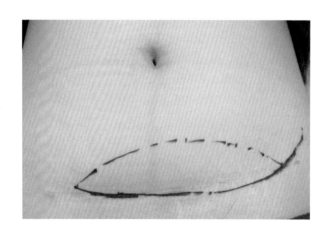

图 **2-119**　顺原剖宫产刀口取中厚皮

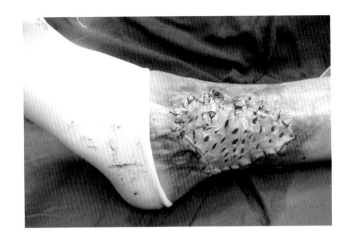

图 **2-120**　植皮术后10天，皮片完全成活

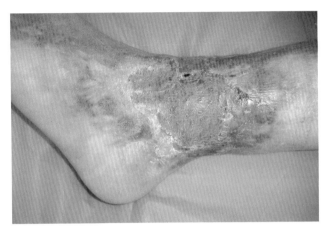

图 **2-121**　术后半年随访，溃疡未复发

病例4：

（1）病例介绍：患者男，67岁，右小腿静脉性溃疡3年（图2-122），有静脉曲张史20年，行大隐静脉剥脱术5年。

（2）诊断：右小腿静脉性溃疡。

（3）病情评估：患者静脉曲张20年，行大隐静脉剥脱术5年，无糖尿病史及心脏病史。

（4）治疗方法：患者踝关节静脉性溃疡创面行"井"字划开，深达骨膜（图2-123），然后行负压封闭引流术1周（图2-124），术后创面新鲜，肉芽适于植皮，行邮票植皮术，创面修复（图2-125）。

（5）注意事项：患者系静脉曲张性溃疡，创面病程迁延时间长，溃疡组织纤维化，质地变硬，组织内血管受环束带压迫变细，需要"井"字划开，深达骨膜，以彻底释放受压迫的血管。同时用负压封闭引流技术培养肉芽。致创面肉芽新鲜，方可植皮。

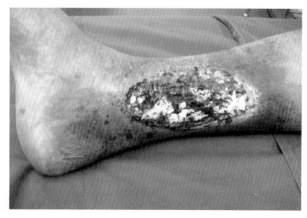

图 **2-122**　右小腿静脉性溃疡3年

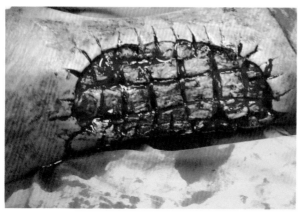

图 **2-123**　创面行"井"字划开，深达骨膜

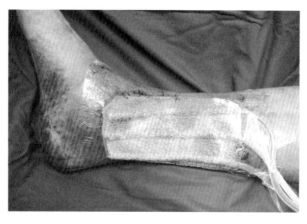

图 **2-124**　行负压封闭引流术

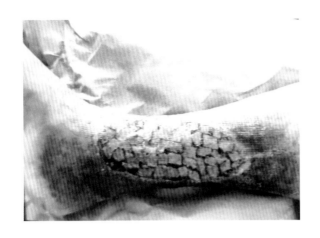

图 **2-125**　植皮术后

病例5：

（1）病例介绍：患者患布 - 加综合征30年，并发左小腿静脉迂曲、皮肤溃疡7个月（图2-126）。

（2）诊断：①左小腿静脉性溃疡；②布 - 加综合征。

（3）病情评估：患者系布 - 加综合征导致的左小腿静脉迂曲、溃疡。入院时贫血、低蛋白血症，腹水。应给予对症治疗，补充白蛋白，输浓缩红细胞，保肝、利尿，抗生素预防感染等，只有纠正了原发病引起的并发症，才可以修复小腿溃疡创面。

（4）治疗方法：入院后针对基础病进行对症治疗，输白蛋白和浓缩红细胞纠正低蛋白血症和贫血，同时进行保肝治疗，针对腹水，进行利尿，抗生素预防感染。并发症纠正后行创面"井"字划开，解除小腿环束带束缚（图2-127）。彻底止血后行负压封闭引流术，因创面较大，可用4个15cm×15cm负压封闭引流装置拼接在一起（图2-128）。术后7天创面肉芽新鲜（图2-129），行邮票植皮术。植皮术后创面完全封闭（图2-130）。术后3个月随访，创面无复发（图2-131）。

（5）注意事项：患者系布 - 加综合征导致的左小腿静脉迂曲溃疡，应进行对症治疗，待一般情况纠正后方可进行小腿溃疡创面修复。长期的小腿静脉迂曲导致软组织纤维化、组织缺氧、质地变硬、皮革样变。软组织内毛细血管受压组织进一步缺血、缺氧，组织失营养。导致溃疡发生，而且溃疡一旦发生，即难以愈合。应将纤维化的组织"井"字划开，使受压的毛细血管彻底解除束缚，增加小腿的血液供应，小腿组织血液供应充足，则营养丰富，肉芽迅速生长，为植皮打下良好基础。

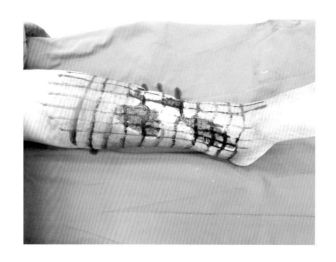

图 **2-126** 布-加综合征并发的左小腿静脉性溃疡7个月

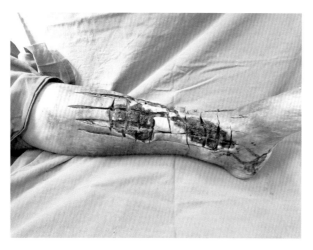

图 **2-127** 创面行"井"字划开，解除小腿环束带束缚

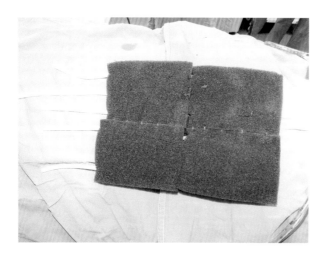

图 **2-128** 4个15cm×10cm 负压封闭引流装置拼接在一起

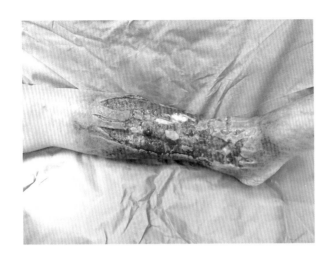

图 **2-129** 行负压封闭引流1周后创面肉芽组织新鲜

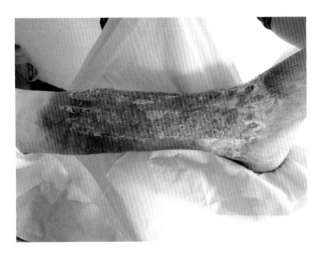

图 **2-130** 邮票植皮术后创面封闭

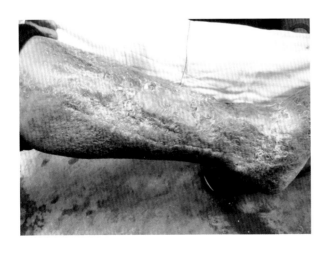

图 **2-131** 术后3个月随访，创面无复发

病例6：

（1）病例介绍：患者女，54岁，患左小腿静脉曲张20年，并发静脉性溃疡7年（图2-132）。

（2）诊断：①左小腿静脉性溃疡；②左小腿静脉曲张。

（3）病情评估：患者左小腿静脉曲张20年，并发静脉行溃疡7年，无糖尿病及心脏病史。一般情况好，无贫血及营养不良。

（4）治疗方法：入院后做好全面检查后，即行溃疡创面"井"字划开，深达胫骨骨膜，周边超过溃疡边缘达正常皮肤（图2-133和图2-134），然后行负压封闭引流术（图2-135），7天一个疗程，共两个疗程。经过两个疗程负压封闭引流术后，创面肉芽组织丰满，创面新鲜，再行邮票植皮术（图2-136）。植皮成活良好，创面愈合（图2-137）。

（5）注意事项：因患者有静脉曲张史，且未进行静脉剥脱手术，创面进行负压封闭引流术后，患肢小腿都要进行弹力绷带加压包扎，以促进血液回流。

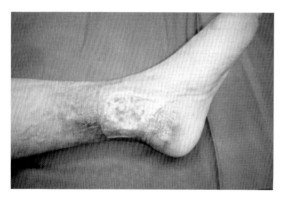

图 **2-132**　左小腿静脉曲张20年，并发静脉性溃疡7年

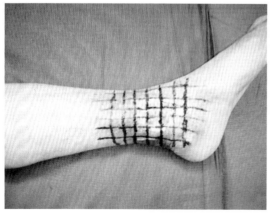

图 **2-133**　设计"井"字划开线，范围超过溃疡边缘，至正常皮肤

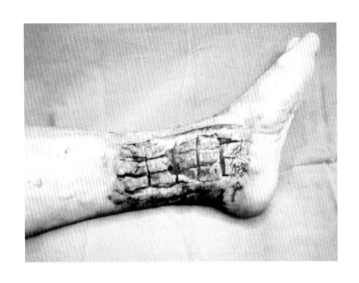

图 **2-134**　溃疡创面"井"字划开，深达胫骨骨膜，周边超过溃疡边缘达正常皮肤

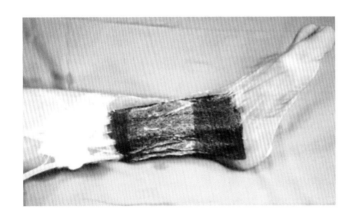

图 **2-135**　创面"井"字划开后，止血，行负压封闭引流术

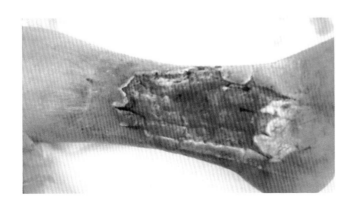

图 **2-136**　经两个疗程负压封闭引流术（共14天）后，创面肉芽组织丰满，创面新鲜，适合植皮

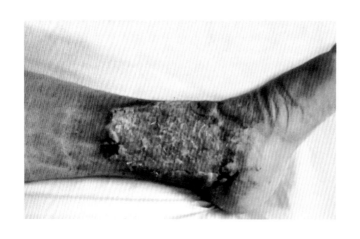

图 **2-137**　植皮术后
创面愈合

第五节　放射性皮肤溃疡

放射性皮肤溃疡是由于放射线照射引起的皮肤组织损伤。引起皮肤溃疡的原因有以下几种情况：①恶性肿瘤放射性治疗过程中皮肤红肿甚至破溃，如乳腺癌、喉癌、颈部淋巴结转移癌等进行局部照射，引起皮肤破溃，形成经久不愈的溃疡。②医疗意外，如近距离接触放射源，造成皮肤损伤；或者从事放射工作的人员，违反操作规程，忽视防护，造成工作人员辐射损伤。③核事故，大型核电站核泄漏造成工作人员皮肤损伤。

1. 放射性皮肤溃疡的发病机制

电离辐射造成深部组织细胞发生渐进性退变和坏死，最终形成广泛纤维化。同时造成组织内血管内皮细胞损害，产生内膜炎，引起血管内膜增厚，管腔狭窄、闭塞或血栓形成，使局部组织缺血缺氧，导致溃疡发生。这一过程是不可逆性的，一旦形成溃疡则难以愈合。

2. 放射性皮肤溃疡的分度

按照皮肤损伤程度分四度。

Ⅰ度：累及毛囊、皮脂腺及汗腺，受伤部位毛发松动，极易脱落，组织病理可见毛囊细胞肿胀，空泡变性。

Ⅱ度：皮肤红斑，局部烧灼感，组织病理表现为真皮乳头层及真皮内血管扩张，细胞肿胀，表皮和真皮水肿。

Ⅲ度：可见水疱，其组织病理表现为基底细胞肿胀或坏死，表皮变薄，表皮下积液。

Ⅳ度：溃疡形成，照射部位水疱破溃，组织坏死，溃疡周围炎症、肿胀、水肿。其病理变化为皮肤组织坏死、细胞肿胀、变性、坏死、溃疡形成。

3. 放射性皮肤溃疡的临床表现

放射性皮肤溃疡因照射剂量和照射时间不同，其临床表现也不同，急性期表现为红斑、烧灼感、瘙痒、创面渗出。若为浅度损伤则经过治疗后很快愈合。若为深度损伤，经治疗后转为慢性溃疡，经久不愈，表现为受损皮肤区域质地变硬、凹陷、干裂，色素脱失，反复破溃，有的甚至癌变。

4. 放射性皮肤溃疡的治疗原则

（1）尽快脱离放射源，消除放射性物质污染，避免再次受到照射。

（2）保护受伤部位，防止外伤及各种理化刺激，及时给予必要的保护性包扎。

（3）防止继发性感染，促进组织再生修复。

（4）对于不同的放射性损伤采用不同的方法进行治疗，对于Ⅰ～Ⅲ度的皮肤溃疡可以采用保守疗法，通过控制感染、保护好创面、涂生长因子凝胶及抗生素药膏等创面会很快愈合。Ⅳ度的溃疡则保守治疗难以痊愈，需要手术修复，可考虑切除坏死组织，进行缝合、植皮或皮瓣移植修复。若有癌变倾向者时，应做病理检查，必要时及早切除并植皮。对于重度放射性溃疡的病灶，由于局部血供障碍，组织细胞缺血坏死，再生能力差，一旦发生溃疡很难自愈。若合并感染常转化为慢性溃疡，若溃疡侵及附近的大血管和神经，则表现为剧烈疼痛，并可造成血管破裂出血危及生命。此类溃疡通过换药或者涂生长因子凝胶等保守治疗效果不佳，在患者全身情况允许的情况下，应彻底切除溃疡及周围病变组织，应用真皮支架加皮片移植修复，或者应用皮瓣修复创面。溃疡创面的切除范围要包括周围变硬的组织，最好超过正常皮肤1～2cm，选用血运丰富的轴型皮瓣修复，以改善局部营养状况。

（5）对于全身性放射性损伤及慢性消耗的患者给予全身支持疗法。

病例1：

（1）病例介绍：患者男性，35岁，患左大腿肌纤维母细胞肉瘤，行截肢术后，残端放射性皮肤溃疡6个月不愈（图2-138）。

（2）诊断：①左侧股部截肢术后残端放射性皮肤溃疡；②左侧股部肌纤维母细胞肉瘤。

（3）病情评估：患者青年男性，一般情况好，无营养不良及贫血等，白细胞计数在正常范围内，无手术禁忌证。

（4）治疗方法：溃疡灶残端清创，连同溃疡周边硬化的皮肤一并切除，溃疡基底切至可见新鲜出血，依创面形状剪布样备用。以对侧脐旁2cm至肩胛下角连线为皮瓣轴线，依布样用亚甲蓝画出皮瓣形状，皮瓣要比布样略大2cm（图2-139）。全层切开皮瓣外侧部分皮肤，至腹外斜肌肌膜浅面，向脐部掀起皮瓣，在距腹直肌鞘外侧缘1～2cm处可见脐旁皮动脉穿出前鞘进入皮瓣，应避免损伤之。切开前鞘分离腹直肌，解剖腹壁下血管蒂，解剖血管时应带部分肌袖，形成以腹壁下动脉为蒂的岛状皮瓣。在创面与肚脐之间打宽松隧道，将岛状皮瓣通过隧道穿出（图2-140），注意皮瓣蒂部勿扭转，皮瓣与创面周边间断缝合（图2-141）。皮瓣下放橡皮条引流。缝合腹部供区。1年后随访（图2-142）。

（5）注意事项：溃疡创面清创应彻底，溃疡底部及周边应清创纤维化变硬的组织和皮肤，至创面可见新鲜出血，切开胸脐皮瓣时应比创面略大1～2cm，解剖腹壁下动脉血管蒂时，蒂的长度应以皮瓣轻松转移为度，不能转移后蒂部时太紧。

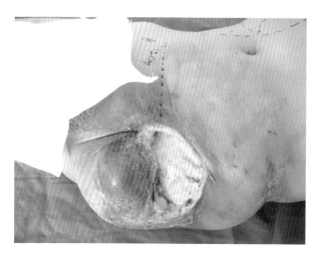

图2-138　左股部肌纤维母细胞瘤截肢术后放射性皮肤溃疡6个月

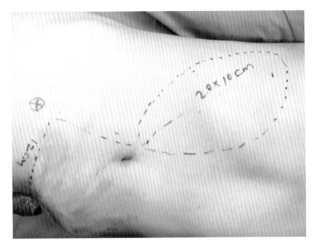

图 **2-139**　设计对侧胸脐岛状皮瓣

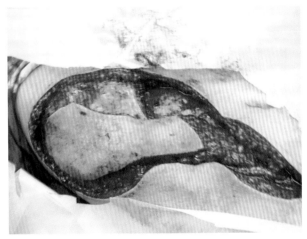

图 **2-140**　胸脐岛状皮瓣游离完毕，经隧道转移至创面

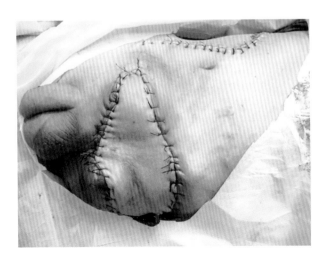

图 **2-141**　皮瓣与创面缝合

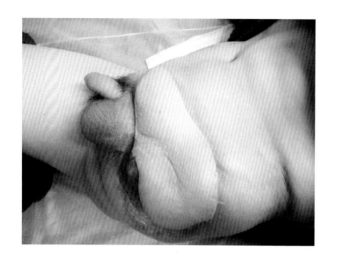

图 **2-142**　1年后随访（溃疡未复发）

病例2：

（1）病例介绍：患者女性，45岁，乳腺癌术后腋窝放射性溃疡4个月（图2-143）。

（2）诊断：①左侧腋窝放射性皮肤溃疡；②乳腺癌术后。

（3）病情评估：患者中年女性，一般情况好，无营养不良、贫血、白细胞减低等情况，无手术禁忌证。

（4）治疗方法：设计侧胸皮瓣修复。皮瓣的上界为腋窝顶部，下界为第10肋，前界为锁骨中线，后界为腋后线和肩甲线之间（图2-144）。先切除溃疡灶，彻底止血，剪布样，在侧胸部依布样画出皮瓣形状，于皮瓣远端在深筋膜下切开皮瓣，逐渐向近端分离（图2-145）。分离过程中可见几根较大的血管进入皮瓣，选择其中较粗大的1～2根血管作为皮瓣的血管蒂。边分离边转移皮瓣直至皮瓣能轻松转移覆盖创面，皮瓣近端皮肤可以不切开，转移后皮瓣与创面周边间断缝合（图2-146）。

（5）注意事项：溃疡清创时要注意腋窝顶部的腋鞘，如果溃疡灶与腋鞘有粘连，要十分小心分离，以防腋动脉或腋神经损伤。

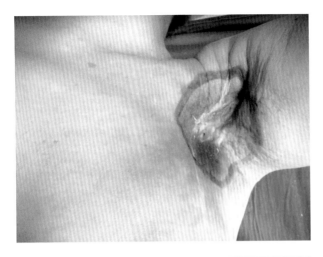

图 **2-143** 腋窝放射性皮肤溃疡 4 个月

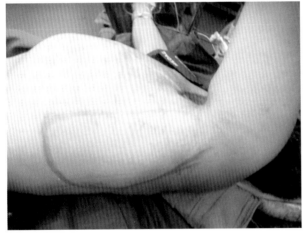

图 **2-144** 设计侧胸皮瓣

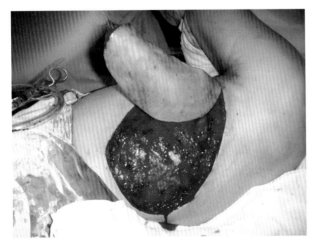

图 **2-145** 皮瓣掀起

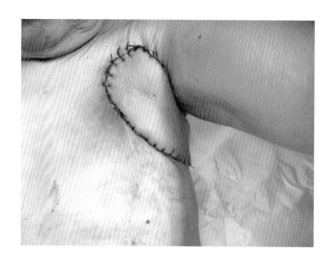

图 **2-146**　腋窝溃疡切除侧胸皮瓣转移修复后

病例3：

（1）病例介绍：患者女，51岁，因左上臂瘢痕增生行放疗后溃疡，经换药3个月不愈（图2-147）。

（2）诊断：①左上臂放射性皮肤溃疡；②左上臂瘢痕增生。

（3）病情评估：患者女性，一般情况好，无手术禁忌证。

（4）治疗方法：局麻下行溃疡灶切除+负压封闭引流术7天，创面新鲜，行人工真皮移植术，移植7天后揭去人工真皮表层，行自体刃厚皮片移植术（图2-148），7天后植皮成活（图2-149）。

（5）注意事项：患者系瘢痕体质，溃疡切除后直接植皮瘢痕增生的可能性较大，采用人工真皮植入可以减少瘢痕增生复发的概率。

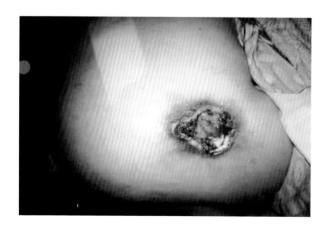

图 **2-147**　右上臂瘢痕放射性皮肤溃疡，换药3个月不愈

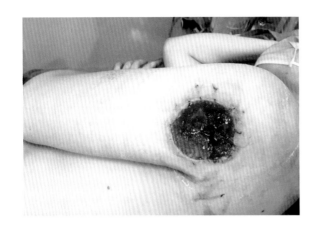

图**2-148** 溃疡切除，负压封闭引流后行人工真皮植入

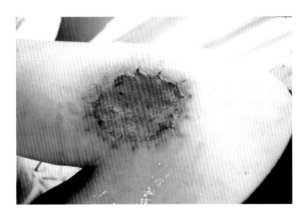

图**2-149** 人工真皮表面移植自体刃厚皮片术后

病例4：

（1）病例介绍：患者男，68岁，右小腿肌纤维肉瘤手术切除后复发，行粒子植入术后小腿溃疡3个月不愈（图2-150）。

（2）诊断：①右小腿放射性皮肤溃疡；②右小腿肌纤维肉瘤。

（3）病情评估：患者老年男性，一般情况好，行走自如，无营养不良及贫血，白细胞计数正常。无手术禁忌证。

（4）治疗方法：溃疡切除（图2-151），术中去除肉眼可见的粒子8枚（图2-152），创面行负压封闭引流术7天（图2-153），创面新鲜（图2-154），行邮票植皮术封闭创面（图2-155）。

（5）注意事项：注意患者的白细胞是否偏低、是否有贫血及血小板减少。

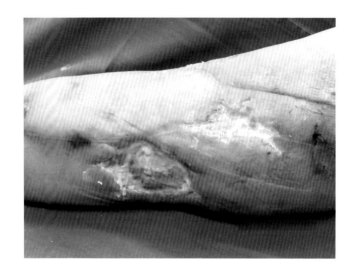

图 **2-150**　右小腿肌纤维肉瘤手术后复发，行粒子植入术后并发放射性皮肤溃疡 3 个月不愈

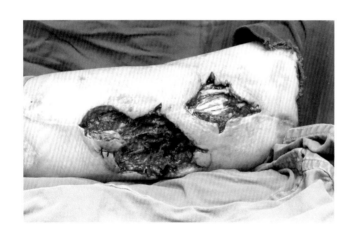

图 **2-151**　溃疡切除术后

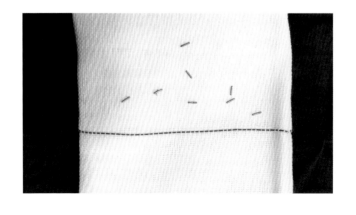

图 **2-152**　术中取出的粒子

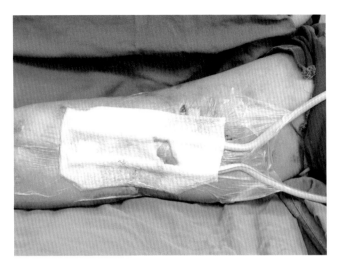

图 **2-153** 溃疡切除
后的创面行负压封
闭引流术

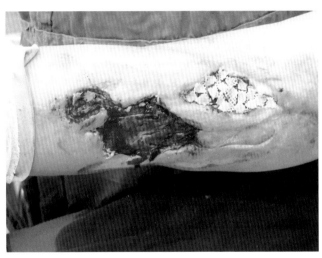

图 **2-154** 负压封闭
引流术后的创面肉
芽新鲜

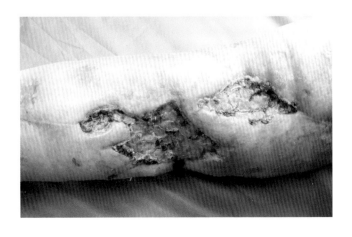

图 **2-155** 植皮术后

第六节　感染性溃疡

　　感染性溃疡是指由于手术、理化因素、异物、热力、寒冷、炎症等因素导致的慢性创面迁延不愈。包括：①延期处理的开放性外伤、皮肤软组织感染切开引流、手术切口感染等，由于局部组织病理反应，使创面出现渗液、血肿、血清肿、化脓、坏死或组织缺损；②手术过程中使用的各种线材、钢丝、骨蜡、各种内置物、钢针，补片、钛网等由于操作不当或者个体排斥等原因往往导致刀口感染；③各种腔镜的进出道由于狭窄迂曲而容易出血感染；④手术过程中各种操作如电刀、电锯的使用不当、手术过程中长刀口暴露在空气中时间过长、手术操作粗暴任意钳夹组织、刀口张力过大缝合时皮肤缘过紧导致缺血等均可导致刀口感染。创面换药时间超过2周，没有愈合倾向，则创面基底及周边过度纤维组织增生，转变成慢性难愈性创面。

　　感染性溃疡的处理原则：①无菌原则；②清除失活、坏死组织，必要时取出异物；③保持、促进肉芽生长；④促进伤口愈合。

病例1：

　　（1）病例介绍：患者女，63岁，因右侧股骨头坏死行股骨头置换术后感染，行股骨头取出，取出后刀口不愈，窦道形成16年（图2-156）。

　　（2）诊断：右侧股骨头置换术后刀口感染。

　　（3）病情评估：患者一般情况好，无基础病，无手术禁忌证。

　　（4）治疗方法：窦道内亚甲蓝染色，确定窦道深度及范围，依染色范围切除窦道及周围硬化组织（图2-157），设计同侧腹壁下动脉腹壁下动脉穿支皮瓣转移修复。具体操作是：腹股沟韧带中点偏内侧与脐的连线为皮瓣轴线，多普勒超声探测穿支血管位置并做标记。以腹股沟韧带中点偏内侧至创面上缘长度作为穿支皮瓣的血管蒂长度，在脐旁依创面形状大小设计穿支皮瓣（图2-158）。沿皮瓣外侧缘设计线切开皮肤、皮下组织，由外向内于浅筋膜层掀起皮瓣至腹直肌前鞘区域，显露一穿支，沿穿支蒂部外缘长段纵行切开前鞘，向内侧牵开腹直肌，可见多支肋间神经运动支及粗大伴行营养血管。于近端显露腹壁下血管主干。切开皮瓣内侧缘，向外掀起皮瓣至穿支附近，肌肉内逆行分离较大穿支至深部，到达腹壁下动脉发出平面，切开皮瓣与缺损区之间皮肤皮下组织制成明道，肌内会师法分离穿支及腹壁下血管，结扎沿途细小分支，结扎腹壁下动脉远端，逆行分离血管蒂至其腹直肌鞘穿过平面（图2-159）。将皮瓣通过明道转移至受区，缝合腹直肌前鞘，避免发生腹壁疝（图2-160）。供区皮肤直接缝合。3个月后随访，皮瓣成活良好（图2-161）。

（5）注意事项：患者慢性创面16年，窦道形成，窦道周围组织致密，清创时应彻底切除。皮瓣转移后，应将腹直肌前鞘缝合，避免发生腹壁疝。

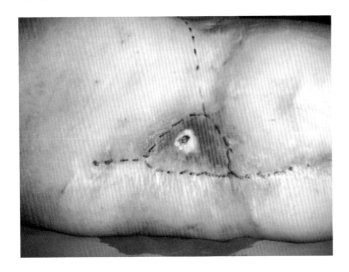

图**2-156**　右侧股骨头置换术后感染，取出股骨头，刀口感染，窦道形成16年

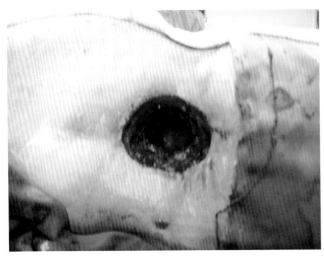

图**2-157**　创面清创，切除窦道及周围纤维化组织

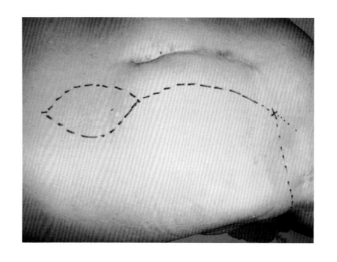

图 **2-158**　设计腹壁
下动脉穿支皮瓣修复

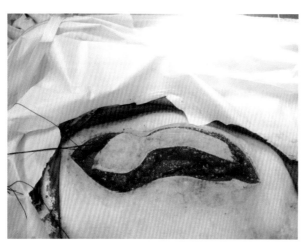

图 **2-159**　腹壁下动
脉穿支皮瓣切开

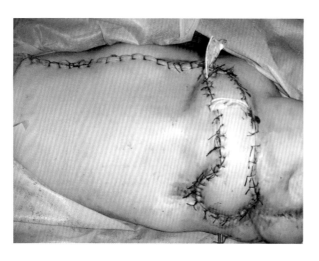

图 **2-160**　腹壁下动
脉穿支皮瓣转移修
复创面

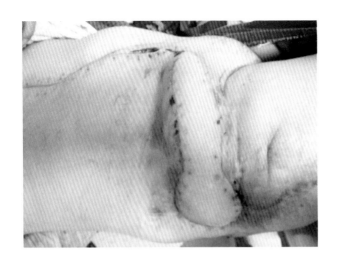

图 **2-161**　3个月后随访，皮瓣成活良好

病例2：

（1）病例介绍：患者男性，42岁，车祸伤右大腿截肢术后窦道形成3个月不愈（图2-162）。

（2）诊断：右大腿截肢术后窦道形成。

（3）病情评估：患者一般情况好，无营养不良及其他基础病。因窦道较小，可以行富血小板血浆（PRP）治疗。

（4）治疗方法：富血小板血浆（PRP）是将全血经过离心之后获得的血小板浓缩物，它含有大量的蛋白质和生长因子，如转化生长因子、血小板衍生生长因子、表皮生长因子、类胰岛素生长因子以及血管内皮生长因子等。该患者窦道较小，适合PRP治疗。具体方法是：抽取患者肘静脉血液50mL加入枸橼酸钙5mL放入离心管中，以1200转/分离心6min，抽取离心管中上层血浆和下层红细胞，剩余中层淡黄色液体即为富血小板血浆（PRP）凝胶（图2-163和图2-164）。用刮匙刮除窦道壁组织，向窦道内注入制备的PRP凝胶后包扎（图2-165），1周后观察创面愈合情况（图2-166）。

（5）注意事项：制备PRP过程中要全程注意无菌操作，否则制备过程中如何一个环节受到污染，则手术感染失败。

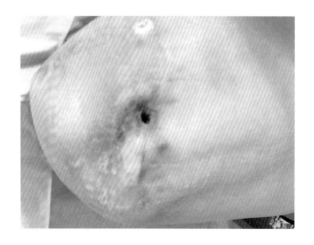

图 **2-162**　右大腿截
肢术后窦道形成3个
月不愈

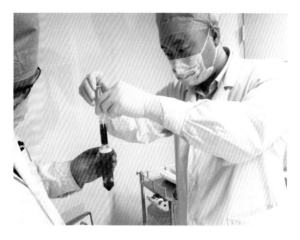

图 **2-163**　制备PRP

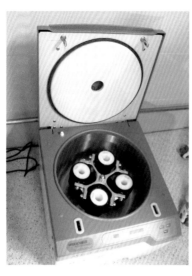

图 **2-164**　离心获取PRP

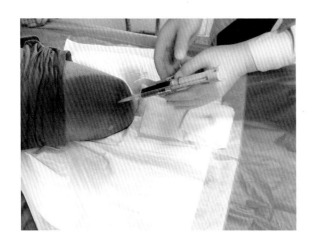

图 **2-165**　制备好的 PRP 注入窦道

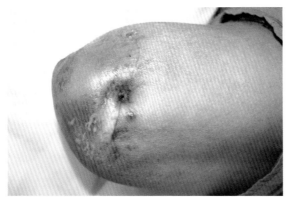

图 **2-166**　创面愈合

病例3：

（1）病例介绍：患者男，45岁，左胫腓骨粉碎性骨折内固定术后感染1个月（图2-167）入院后行创面清创，负压封闭引流术后创面转新鲜，因部分肌腱裸露，行腓肠神经营养支逆行岛状皮瓣转移+中厚皮片修复创面，出院1个月后，发现胫前一窦道，且胫骨外露，再次入院，行胫骨皮质打洞+2次负压封闭引流术，术后窦道愈合。

（2）诊断：左胫腓骨粉碎性骨折内固定术后感染。

（3）病情评估：患者一般情况好，创面大量脓液，需行分泌物培养+药敏试验，静脉滴注敏感抗生素控制感染后再行清创术。

（4）治疗方法：患者入院后进行创面分泌物培养+药敏试验，应用敏感抗生素控制感染，行创面清创+负压封闭引流术（图2-168），创面新鲜后，部分肌腱外露（图2-169），行腓肠神经营养支逆行岛状皮瓣转移覆盖肌腱部分，其余肉芽创面用中厚皮片移植修复（图2-170）。术后皮瓣与皮片均成活良好（图2-171）出院后胫前又出现一窦道（图2-172），且胫骨外露（图2-173），用骨科钻接3mm钻头在胫骨皮质打3个洞，洞深至骨髓腔（图2-174），骨皮质打洞后再次放负压封闭引流装置培养肉芽（图2-175），经过2次负压封闭引流术（间隔7天），术后窦道愈合（图2-176）。

（5）注意事项：患者创面脓液较多，应彻底清创，行负压封闭引流术7天，致创面新鲜，方可做皮瓣转移。

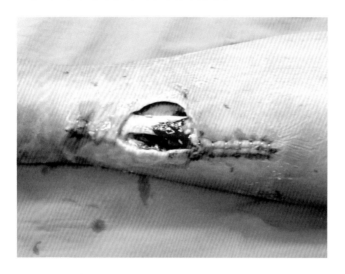

图**2-167**　左胫腓骨粉碎行骨折内固定术后感染1个月

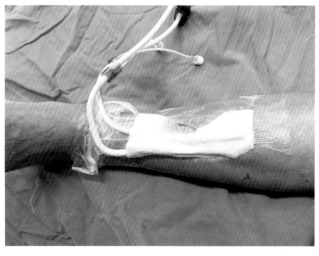

图**2-168**　清创＋负压封闭引流术

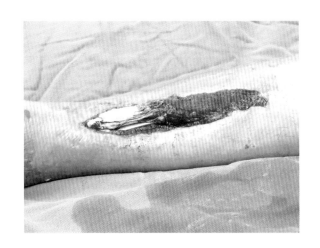

图 **2-169**　术后创面新鲜，部分肌腱外露

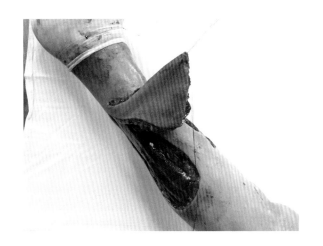

图 **2-170**　设计腓肠神经营养支逆行岛状皮瓣转移覆盖裸露的肌腱，其余肉芽创面行中厚皮片移植

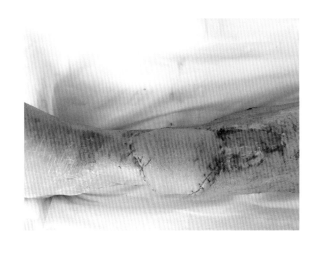

图 **2-171**　皮瓣与皮片均成活良好

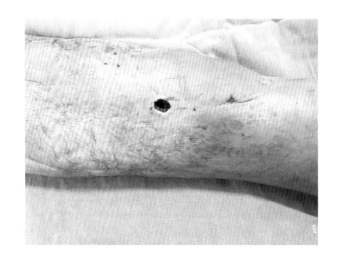

图 **2-172**　出院1个月后，发现胫前有一窦道

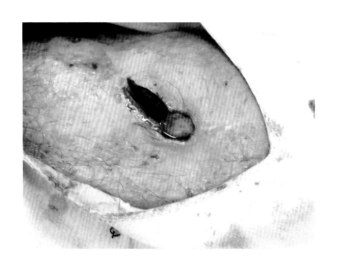

图 **2-173**　窦道扩创后发现胫骨外露

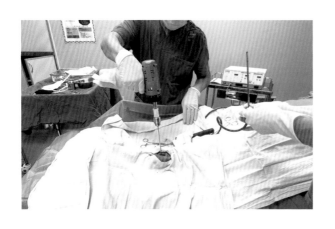

图 **2-174**　骨科钻接3mm钻头再胫骨皮质上打洞深至髓腔

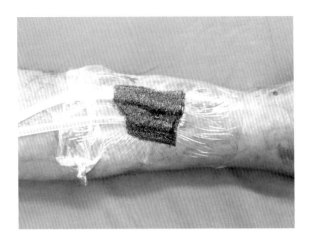

图 **2-175**　骨皮质打洞后再次放负压封闭引流装置培养肉芽

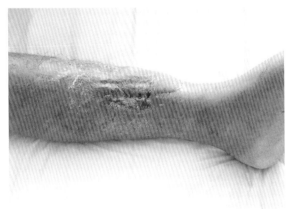

图 **2-176**　经2次负压封闭引流后创面愈合

病例4：

（1）病例介绍：患者女，67岁，因冠状动脉搭桥术后刀口感染2个月入院（图2-177）。

（2）诊断：①冠状动脉搭桥术后刀口感染；②冠状动脉搭桥术后。

（3）病情评估：患者消瘦，营养不良，给予营养支持，心脏彩超了解心脏功能，请心内科、麻醉科会诊评估患者可以耐受手术。

（4）治疗方法：创面清创，发现刀口内有裸露的钢丝数根，给予取出（图2-178）。设计以腹壁上动脉为蒂的腹直肌岛状皮瓣转移覆盖胸骨（图2-179和图2-180），并减张缝合刀口。具体方法是：依胸骨区缺损大小，在右侧腹直肌上设计皮瓣，皮瓣下极不超过半月线，内侧不超过中线（图2-179～图2-181）。按设计切开皮瓣周边皮肤、皮下组织及腹直肌前鞘，注意保留1cm宽内侧腹直肌前鞘，以便术后修复。于脐部切断腹直肌，用手指由外向内将腹直肌从腹直肌后鞘中游离出来，注意不要损伤行于肌肉深面的腹壁下动脉。向上游离肌皮瓣直至肋缘下，小心勿损伤穿过胸肋三角处的腹壁上动脉。掀起皮瓣向上旋转，于剑突处打皮下隧道将腹直肌皮瓣穿过与胸骨两侧皮下组织缝合，7号丝线在皮下作减张缝合（图2-182）。术后10天拆线刀口愈合良好（图2-183）。3个月后随访，刀口愈合良好（图2-184）。

（5）注意事项：患者入院后消瘦，营养不良，应给予必要的营养支持。患者心脏手术时，为节省手术时间和减少术中出血，往往要用电锯来劈开胸骨，再用钢丝捆绑劈开的胸骨，由于电锯的热灼伤，就容易造成胸骨劈裂面灼伤，钢丝作为异物在刀口内容易引起感染，因此，创面清创时要彻底，将创口内缝线、钢丝或者骨蜡等异物清除干净。该病例胸骨外露，需要有良好血运的组织覆盖，故采用腹直肌皮瓣覆盖。胸部张力大，刀口容易裂开，故采用减张缝合法缝合刀口。

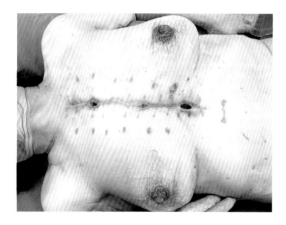

图 **2-177**　冠状动脉搭桥术后刀口个感染2个月

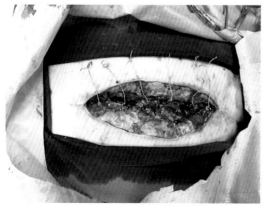

图 **2-178**　创面清创时发现刀口内有钢丝，给予清除

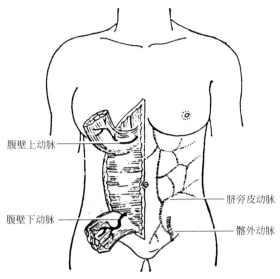

腹壁上动脉

脐旁皮动脉

腹壁下动脉

髂外动脉

图 **2-179**　腹壁上动脉为蒂的腹直肌岛状皮瓣解剖示意图

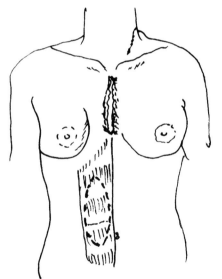

图 **2-180**　腹直肌岛状皮瓣设计示意图

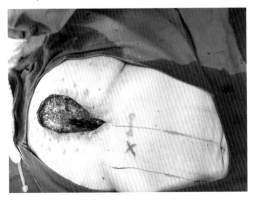

图 **2-181**　设计腹直肌皮瓣

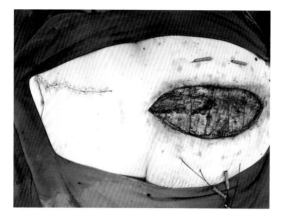

图 **2-182** 腹直肌皮瓣转移覆盖外露的胸骨，刀口两侧作减张缝合

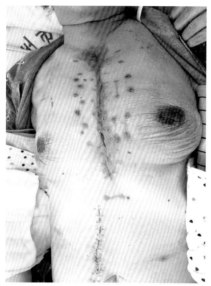

图 **2-183** 术后刀口一期愈合

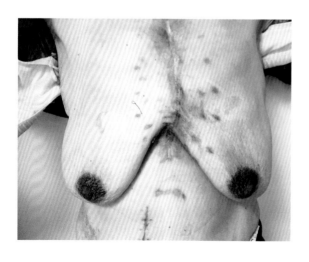

图 **2-184** 3个月后随访，刀口愈合良好

病例5：

（1）病例介绍：患者男，66岁，双侧股骨头置换术后2年，左侧刀口窦道形成1年不愈（图2-185）。

（2）诊断：双侧股骨头置换术后刀口感染。

（3）病情评估：患者双侧股骨头置换术后一侧刀口窦道形成，经1年换药不愈，说明窦道深，窦道壁已纤维化或者窦道形成是由异物导致，扩创探查是否有线头等异物或者是由关节假体造成的。可先做阔肌膜张肌皮瓣修复，修复后若仍然感染，则需要取出髋关节假体。此病例经阔肌膜张肌皮瓣修复后一期愈合。

（4）治疗方法：摄双侧股骨头置换X线片检查（图2-186）。创面扩创探查，切除窦道，探查未发现创口内有异物，随放负压封闭引流装置（图2-187），治疗1周后创面新鲜，行阔肌膜张肌皮瓣转移修复。具体方法是：先在髂前上棘下8cm处标注皮瓣旋转中心（即血管蒂位置），从旋转中心至皮瓣最远端的距离应稍大于至创面最远端的距离，按创面大小形状画出皮瓣轮廓（阔筋膜张肌皮瓣设计示意图见图2-188）。按设计先作皮瓣远端切口，切开皮肤、皮下组织（即阔筋膜），掀起皮瓣远端。在阔筋膜深面由远而近递行分离，肌皮瓣远端腱膜与皮肤联系疏松，可将皮缘与腱膜作暂时缝合固定，以免两者分离而影响皮瓣血运。沿皮瓣前缘寻找和分离阔筋膜张肌与股直肌间隙，在髂前上棘下8cm处，可见旋股外侧动脉横过该间隙进入肌肉深面，小心保护，勿予损伤。肌皮瓣的游离以旋转后能无张力地覆盖创面为度，不必常规暴露和游离血管蒂，以免损伤。肌皮瓣切取后向后转移闭合创面（图2-189）。3个月后随访，刀口愈合良好（图2-190）。

（5）注意事项：患者系双侧股骨头置换术后2年，一侧刀口感染窦道形成1年，窦道较深，清创后不能立即做皮瓣修复，应先行窦道切开清创探查是否有异物存在，清创后行封闭负压引流，引流1周后待创面不水肿，炎症消退，创面不再出血再行阔筋膜张肌皮瓣修复较为稳妥。若行阔筋膜张肌皮瓣修复后再次感染，则可能是关节假体作为异物导致的感染，必须取出关节假体，方能控制感染。

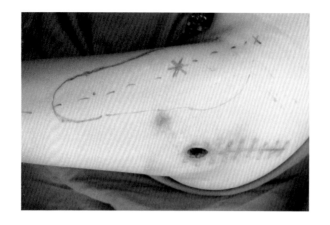

图 2-185　双侧股骨头置换术后一侧刀口窦道形成，经1年换药不愈

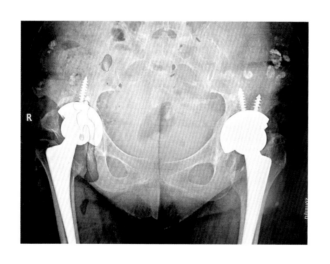

图 2-186　双侧股骨头置换X线片

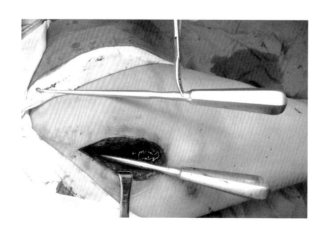

图 2-187　扩创探查窦道较深，内无线头等异物，切除窦道放负压封闭引流装置

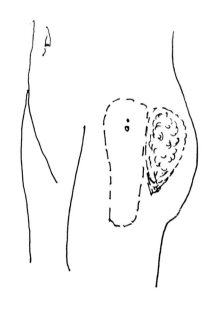

图 **2-188** 阔筋膜张肌皮瓣设计
示意图

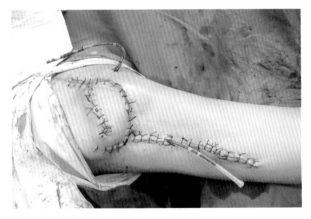

图 **2-189** 阔筋膜张肌
皮瓣转移术后

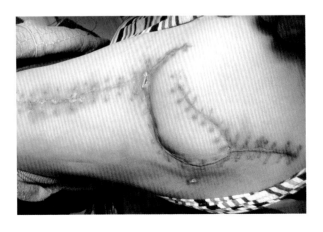

图 **2-190** 3个月后随
访，刀口愈合良好

病例6：

（1）病例介绍：患者女，91岁，左足冻伤换药2个月不愈入院（图2-191）。

（2）诊断：左足冻伤，Ⅲ度。

（3）病情评估：患者系91岁老人，一般情况良好，血压135/95mmHg，心率70次/分，无营养不良、无贫血及低蛋白血症。心电图及心脏彩超评定心功能良好。下肢血管彩超检查下肢血管无栓塞。足背动脉有波动。

（4）治疗方法：创面清创，去除干性坏死组织，剪除坏死肌腱，至创面新鲜（图2-192）。行负压封闭引流术1周（图2-193），创面大部分新鲜，仍有部分坏死组织（图2-194）。再次清创，剪除坏死组织，至创面新鲜，再次行负压封闭引流术1周（图2-195），创面完全新鲜（图2-196），行邮票植皮术，皮片全部成活（图2-197）。2个月后随访，创面无复发（图2-198）。

（5）注意事项：患者系高龄老人，消瘦体质，术前应正确评估手术耐受性，全面了解患者的电解质、白蛋白、Hb、血糖是否在正常范围内，了解心功能能否耐受手术。彩超了解下肢血管有无栓塞；患者系冻伤，对于已经坏死发黑的足趾要截趾；由于创面界限不清，应多次手术清创+负压封闭引流术，直至创面新鲜，肉芽丰富，适宜植皮，方可植皮。

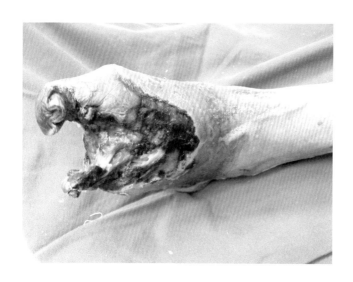

图**2-191**　左足冻伤感染2个月

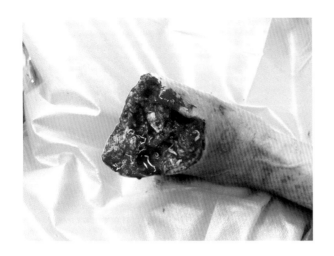

图 **2-192** 第一次清创

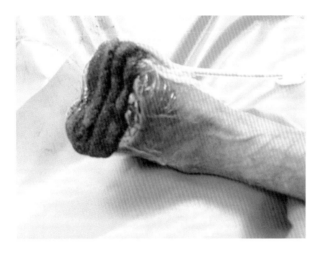

图 **2-193** 负压封闭
引流治疗 1 周

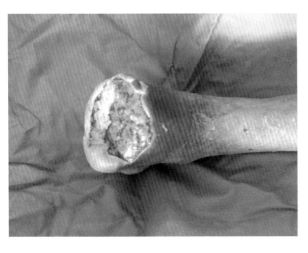

图 **2-194** 创面大部
分出现新鲜肉芽，
仍有小部分创面有
坏死组织

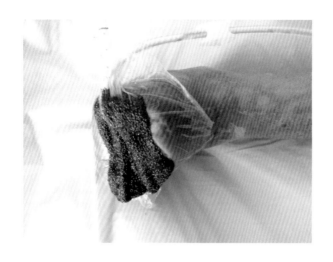

图 **2-195** 再次清创＋负压封闭引流治疗 1 周

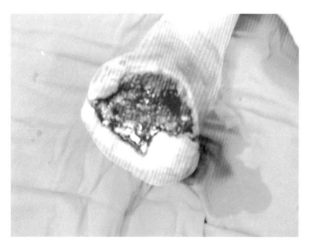

图 **2-196** 创面完全新鲜肉芽组织丰富

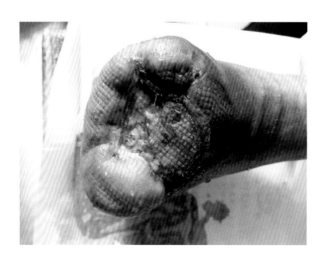

图 **2-197** 邮票植皮术后全部成活

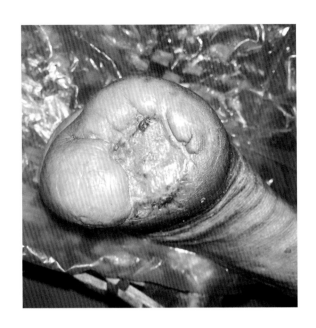

图 **2-198**　2个月后随
访，创面无复发

病例7：

（1）病例介绍：患者女，52岁，冠状动脉搭桥术后刀口感染不愈2个月
（图2-199）。

（2）诊断：①胸前刀口感染；②冠状动脉搭桥术后。

（3）病情评估：患者冠状动脉搭桥术后，刀口感染，术前评估心脏耐受
手术能力，此类刀口感染多与刀口内异物残留有关。

（4）治疗方法：创面清创，发现刀口内有缝合线数根，给予清除。创面放
负压封闭引流7天（图2-200），发现刀口下半部分愈合（图2-201），上半部分
仍裂开，给予皮肤牵拉器拉拢（图2-202），1周后闭合（图2-203）。术后2个
月随访，刀口愈合良好（图2-204）。

（5）注意事项：患者系心脏病行搭桥术术后刀口裂开，术前要谨慎评估
患者的心功能；清创时要注意创口内是否有异物，若有异物要尽量取出，清
创后常规应用负压封闭引流作为过渡，可以减轻创面感染，减轻创面水肿，
促进创面肉芽增生。

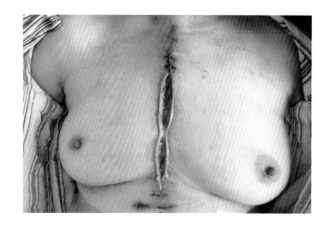

图 **2-199**　冠状动脉搭桥术后刀口感染 2 个月不愈

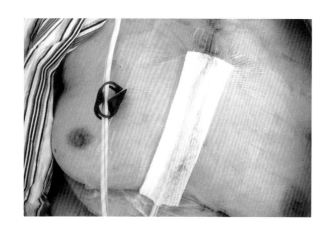

图 **2-200**　创面清创，清除创口内缝合线，行负压封闭引流术 7 天

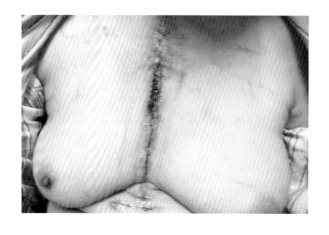

图 **2-201**　负压封闭引流 7 天后，创面下半部分愈合

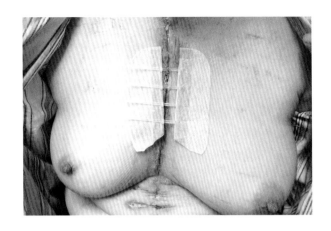

图 **2-202**　未愈合的上半部分行皮肤减张缝合器拉拢闭合

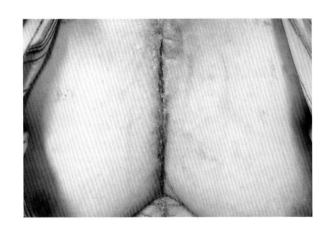

图 **2-203**　皮肤减张缝合器拉拢闭合7天创面愈合

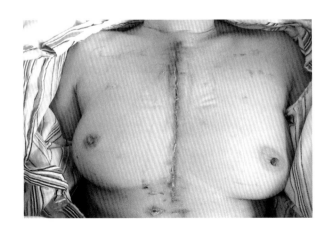

图 **2-204**　2个月后随访，刀口愈合良好

病例8：

（1）病例介绍：患者女，43岁，骶尾部感染2个月，脓肿形成（图2-205）。

（2）诊断：骶尾部感染。

（3）病情评估：患者青壮年，营养状况良好，无糖尿病，无手术禁忌证。

（4）治疗方法：入院后行脓肿切开引流术，做分泌物培养+药敏试验，脓腔内放负压封闭引流装置（图2-206），7天后打开创腔，见创腔清洁干净（图2-207）。行刀口缝合术，刀口外面皮肤上再放负压封闭引流装置，刀口下放引流管一头插入刀口内，另一头插入负压封闭引流海绵内（图2-208）。术后7天拆除负压封闭引流装置，检视刀口愈合良好（图2-209）。

（5）注意事项：①脓肿切开引流后放置负压封闭引流装置7天，观察脓腔是否清洁干净，若创腔不干净，还有分泌物，则需再放一个新的负压封闭引流装置，再次吸引，直至创面清洁干净。②清创缝合术后，刀口外皮肤上依然要用负压封闭引流装置，并且刀口下放引流管，一头插入刀口内，另一头插入负压封闭引流海绵内。这样可以防止刀口内有血肿。③术后依据创面分泌物培养+药敏试验结果应用抗生素，控制感染。

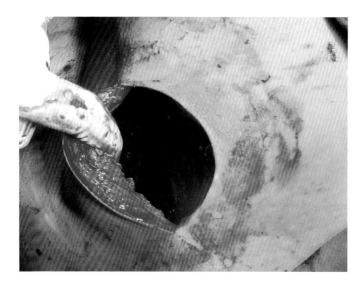

图 **2-205** 骶尾部感染2个月，脓肿形成

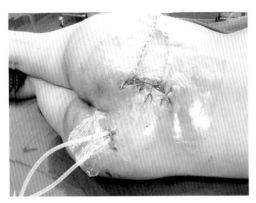

图 **2-206**　切开引流脓腔内放负压封闭引流装置

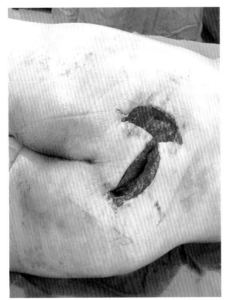

图 **2-207**　负压封闭引流术后7天，创面清洁干净

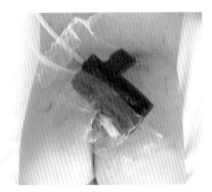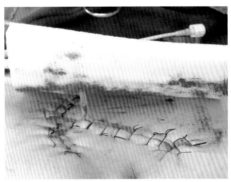

图 **2-208**　行清创缝合术，刀口外皮肤上放负压封闭引流装置，刀口下放引流管，引流管一头插入刀口内，另一头插入负压封闭引流海绵内

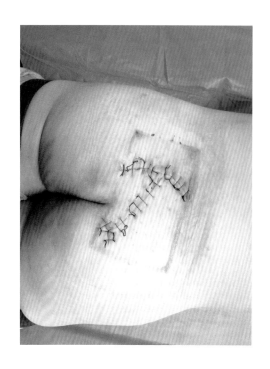

图 **2-209**   术后刀口愈合良好

第七节   癌性溃疡

癌性溃疡是指外生性恶性肿瘤，由于生长迅速，肿瘤中央血液供应相对不足，肿瘤细胞易发生坏死，坏死组织脱落后形成底部高低不平、边缘隆起的溃疡，称为癌性溃疡。体表癌性溃疡往往表现为火山口样溃烂、易出血、合并感染者有脓液，伴有恶臭及疼痛。其早期症状表现为红斑或略高出皮面的丘疹样皮损，表面常伴有鳞形脱屑或痂皮形成，症状与银屑病、湿疹、炎症、痣等良性皮肤病相近，病灶进一步发展会出现具有特征的征象，如一个发亮的、半透明的丘疹样小结节，表面有渗血并伴有毛细血管扩张。

体表的癌性溃疡常见为基底细胞癌、鳞状细胞癌、黑色素瘤，比较少见的是肌纤维肉瘤及瘢痕溃疡恶变。

（1）基底细胞癌：来源于皮肤及其附件基底细胞，发展缓慢，呈浸润性生长，很少有经血行或淋巴道转移，亦可同时伴色素增多，呈黑色，称色素性基底细胞癌，临床上易误诊为恶性黑色素瘤，但质较硬，破溃者呈鼠咬状溃疡边缘，好发于头面，如鼻梁旁、眼睑附近、额部等，对放射线敏感，故可行放疗，早期也可手术切除。

（2）鳞状细胞癌：早期可呈溃疡，常继发于慢性溃疡或慢性窦道开口处，或瘢痕溃疡经久不愈而癌变，表面呈菜花状，边缘隆起不规则，底部不平，易出血，常伴有感染致恶臭。可局部浸润及淋巴结转移。手术治疗为主，区域淋巴结应清扫，放疗亦敏感，但不易根治。在下肢者严重时伴骨髓浸润，常需截肢。

（3）黑色素瘤：为高度恶性肿瘤，发展迅速，好发于白色人种，好发年龄为30～60岁，约1/3的黑色素瘤病例有正常的痣长成，当痣出现颜色改变、表面鳞片状脱屑、短时间内生长迅速、破溃、周围红肿、局部发痒灼痛时应格外警惕，提示有恶变的可能，应迅速处理。当妊娠时发展更快，若受外伤刺激，或作不彻底切除或活检，可迅速出现卫星结节及转移，故应作广泛切除治疗，手术治疗为局部扩大切除，如截趾（指）或小截肢，4～6周后行区域淋巴结清扫。对较晚期或估计切除难达根治者，可进行免疫治疗或冷冻治疗，争取局部控制后再作手术治疗。免疫治疗为卡介苗或白介素及干扰素治疗。

病例1：

（1）病例介绍：患者女，62岁，发现左侧颞部皮肤溃疡半年就诊（图2-210）。

（2）诊断：左侧颞部皮肤癌。

（3）病情评估：一般情况好，血压130/90mmHg，血糖正常，心电图正常，无手术禁忌证。

（4）治疗方法：于皮肤肿物外1cm用亚甲蓝画线，设计T形皮瓣，沿画线切开肿物周围，深达颞浅筋膜层，周边切开后再切肿物基底部，也是在颞浅筋膜层掀起肿物，注意勿损伤行走在颞浅筋膜下的颞神经，完整切除肿物后彻底止血，切下的标本立即送冰冻病理切片检查。病理报告示肿物为基底细胞癌，切缘及基底切除干净。颞浅筋膜层分离刀口两侧皮瓣并将肿物上方切口线向两侧适当延长充分游离两侧皮瓣，直至能无张力地拉拢对合，4-0 PDS线缝合皮下组织，3-0尼龙线缝合皮肤，皮瓣下放引流条加压包扎。缝合后刀口呈T形（图2-211）。

（5）注意事项：颞部为面神经颞支走行区域，位于颞浅筋膜层下方，要注意保护，若有损伤则不能抬眉。此区域皮瓣较为松弛，若肿物不是太大，尽量设计颞部皮瓣修复，不予植皮修复，因移植皮片后将来皮片出现色素沉着，影响外观。

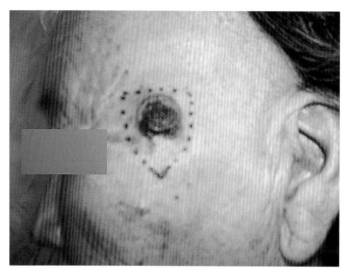

图 **2-210**　左侧颞部皮肤溃疡半年

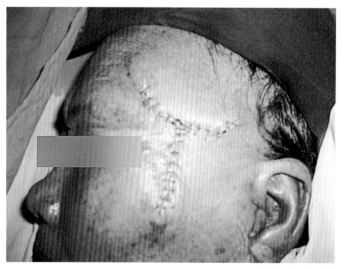

图 **2-211**　T 形切口

病例2：

（1）病例介绍：患者男，74岁，发现颌下皮肤肿物4个月就诊（图2-212）。

（2）诊断：颌下皮肤肿物。

（3）病情评估：患者老年男性，血压135/95mmHg，血糖在正常范围内，一般情况好，无营养不良，无贫血，心电图正常，颈部淋巴结无肿大。可以耐受手术。

（4）治疗方法：患者术前刮胡子，肩部垫高，头后仰位，用亚甲蓝在皮肤肿物周围外1cm画线，并设计横H形皮瓣（图2-212），即刀口两侧的滑行推进皮瓣。局麻下手术，1%利多卡因加1：200000肾上腺素，依画线切开肿物周围皮肤，电刀切至浅筋膜，并在浅筋膜层掀起肿物，完整切除肿物后立即送快速冰冻切片检查（图2-213），结果报告为"鳞状细胞癌，周边切缘及基底未查见癌细胞"。依画线在浅筋膜层切开刀口两侧皮瓣，游离两侧皮瓣到能够无张力合拢创面，皮瓣蒂部出现的皮角适当切除（图2-214），电刀彻底止血，4-0 PDS线缝合皮下组织，3-0尼龙线缝合皮肤，皮瓣下放引流条加压包扎（图2-215）。术后3个月随访，刀口愈合良好（图2-216）。

（5）注意事项：该手术位于颈部临近气管，手术时要止血彻底，并放引流条，以免术后出血，压迫气管造成缺氧窒息。术后给予心电检测和氧饱和度检测，若发现有气管压迫缺氧情况，应立即拆除缝线放出积血。

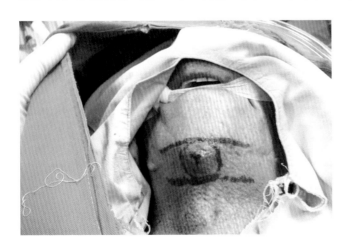

图 **2-212**　发现颌下皮肤肿物4个月，设计横H形皮瓣

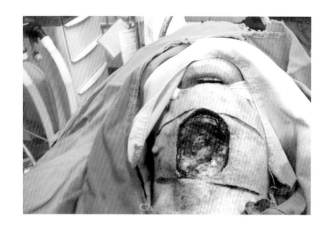

图 **2-213**　肿物切除，立即送快速冰冻切片检测查

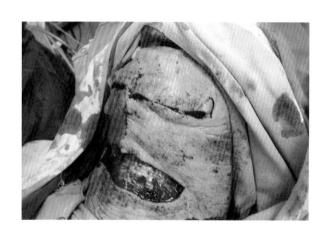

图 **2-214**　拉拢缝合刀口，皮瓣蒂部的皮角给予切除

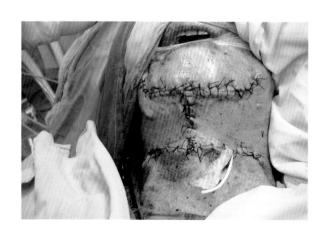

图 **2-215**　术毕，刀口下放引流条

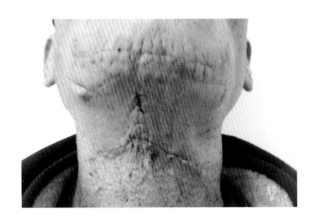

图 **2-216** 术后3个月随访，刀口愈合良好

病例3：

（1）病例介绍：患者男，56岁，右侧颞部黑色肿物10年，快速增大3个月就诊（图2-217）。

（2）诊断：右侧颞部皮肤癌。

（3）病情评估：一般情况好，血压138/98mmHg，血糖正常，心电图正常，无手术禁忌证。

（4）治疗方法：患者术前备皮刮除毛发，左侧卧位，用亚甲蓝在皮肤肿物周围外1cm画线，并设计H形皮瓣，即肿物上下的滑行推进皮瓣（图2-217）。局麻下手术，1%利多卡因加1：200000肾上腺素，依画线切开肿物周围皮肤，电刀切至浅筋膜，并在浅筋膜层掀起肿物，完整切除肿物后立即送快速冰冻切片检查，结果报告为"基底细胞癌，周边切缘及基底未查见癌细胞"。依画线在浅筋膜层切开刀口两侧皮瓣，游离两侧皮瓣致能够无张力合拢创面，皮瓣蒂部出现的皮角适当切除（图2-218），电刀彻底止血，4-0 PDS线缝合皮下组织，3-0尼龙线缝合皮肤（图2-219），皮瓣下放引流条加压包扎。3个月后随访，刀口愈合良好（图2-220）。

（5）注意事项：颞部为面神经颞支走行区域，位于颞浅筋膜层下方，要注意保护，若有损伤则不能抬眉。此区域皮瓣较为松弛，若肿物不是太大，尽量设计颞部皮瓣修复，不予植皮修复，因移植皮片后将来皮片出现色素沉着，影响外观。

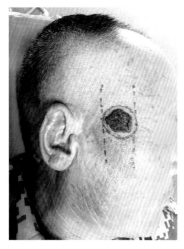

图 **2-217**　右侧颞部黑色肿物10年，快速增大3个月，设计H形皮瓣

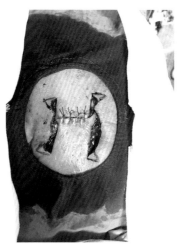

图 **2-218**　肿物切除，闭合刀口，切除皮瓣蒂部皮角

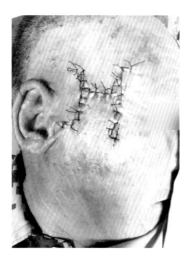

图 **2-219**　刀口缝合后

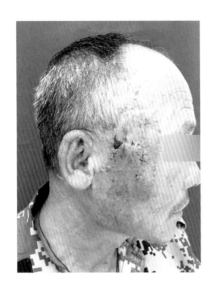

图 2-220　3个月后随访，刀口愈合良好

病例4：

（1）病例介绍：患者女，58岁，右侧乳腺癌癌术后侧胸壁溃疡半年不愈（图2-221），患者乳腺癌行根治术后3个月发现侧胸壁皮肤破溃且持续渗出淡黄色液体，曾到某肿瘤医院就医，被告知乳腺癌复发，建议放疗，因患者不愿意放疗，遂来我院。经渗出液细胞血学检查及病理活检未发现癌细胞，考虑为乳腺癌术后淋巴漏，行溃疡灶切除，背阔肌皮瓣转移修复术。

（2）诊断：乳腺癌术后皮肤溃疡。

（3）病情评估：一般情况好，血压140/95mmHg，血糖正常，心电图正常，无手术禁忌证。无营养不良及贫血。可以耐受手术。

（4）治疗方法：患者左侧卧位，全麻下手术，切除溃疡及其周围变硬的皮肤，依创面大小设计背阔肌皮瓣（图2-222）。具体方法是：以胸肱联合处下方1.5cm处为腋动脉分出肩胛下动脉的标志。以此点作为上点，以背阔肌在髂嵴附着处为下点，以此两点的连线作为皮瓣的轴线，设计肌皮瓣前缘即背阔肌的前缘，相当腋后线位置，后缘可依据创面需要设计。首先从背阔肌前缘进入掀开背阔肌前缘逐步剥离，顺着背阔肌与前锯肌之间疏松组织进入，翻开背阔肌皮瓣即可看到胸背动脉及其分支，将皮瓣分离至腋下（图2-223）。分离完皮瓣后，将皮瓣由后向前转移覆盖创面。皮瓣供区植中厚皮打包包扎（图2-224）。半年后随访，皮瓣良好，淋巴漏未复发（图2-225）。

（5）注意事项：患者系乳腺癌根治术后，清扫淋巴结导致侧胸壁淋巴漏，接诊过程中应与乳腺癌复发相鉴别。另外，淋巴漏是由于淋巴回流受阻造成的，因此这种溃疡需要较厚的组织覆盖才能彻底治愈淋巴漏，依靠单纯的植皮是无法治愈的。因为皮片太薄，植皮后皮片很容易被渗出的淋巴液浸泡而导致植皮失败。

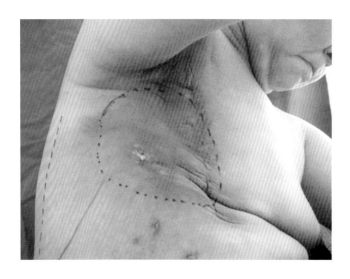

图 **2-221**　右侧乳腺癌癌术后侧胸壁溃疡半年不愈

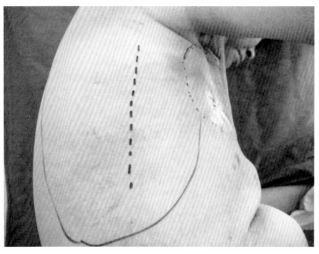

图 **2-222**　设计背阔肌皮瓣

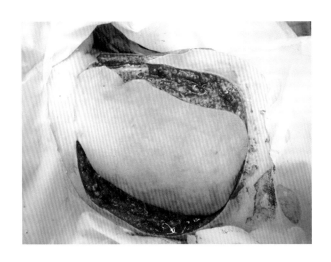

图 **2-223**　背阔肌皮瓣游离后

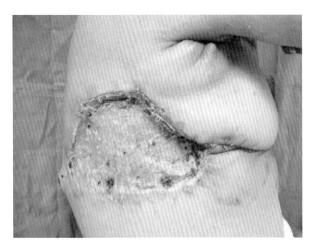

图 **2-224**　背阔肌转移术，供区植中厚皮

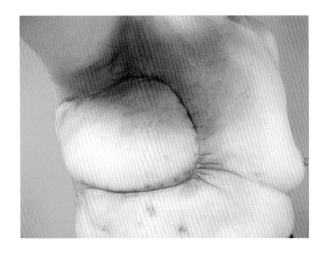

图 **2-225**　半年后随访，皮瓣良好，淋巴漏未复发

病例5：

（1）病例介绍：患者女，42岁，患乳腺癌后自行找中医针灸后乳腺感染4个月不愈（图2-226）。

（2）诊断：①左侧乳腺感染；②左侧乳腺癌。

（3）病情评估：一般情况好，血压115/75mmHg，血糖正常，心电图正常，血常规正常，胸部CT未发现肺部异常及肋骨侵犯。无营养不良及贫血。无手术禁忌证。可以耐受手术。

（4）治疗方法：乳腺癌请乳腺科会诊协助手术，切除病灶，并行腋窝淋巴结清扫。患者创面面积大，感染侵犯较深，创面清创后需要具有良好血运的组织覆盖。本案例设计背阔肌皮瓣修复。右侧卧位，全麻下手术，切除溃疡及其周围变硬的感染灶，彻底止血，切下的组织（图2-227）立即送快速冰冻病理切片检查。报告为乳腺癌并炎性改变，依创面大小设计背阔肌皮瓣大小为23cm×20cm。具体方法是：以胸肱联合处下方1.5cm处为腋动脉分出肩胛下动脉的标志。以此点作为上点，以背阔肌在髂嵴附着处为下点，以此两点的连线作为皮瓣的轴线，设计背阔肌皮瓣大小为23cm×20cm（图2-228）。肌皮瓣前缘即背阔肌的前缘，相当腋后线位置，后缘可依据创面需要设计，首先从背阔肌前缘进入掀开背阔肌前缘逐步剥离，顺着背阔肌与前锯肌之间疏松组织进入，翻开背阔肌皮瓣即可看到胸背动脉及其分支，将皮瓣分离至腋下。分离完皮瓣后，将皮瓣由后向前转移覆盖创面（图2-229）。皮瓣供区植中厚皮打包包扎（图2-230）。1年后随访，无复发（图2-231）。

（5）注意事项：患者为乳腺癌因针灸并发感染，手术时需要请乳腺科会诊，协助切除病灶并行腋窝淋巴结清扫，遗留的创面再行创面修复术。本病例创面需要皮瓣修复，不能单纯行植皮术。

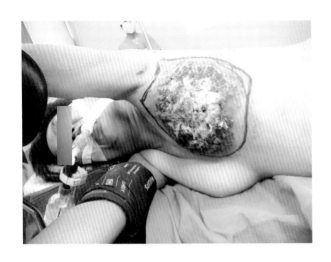

图 **2-226**　乳腺癌针灸
致创面感染

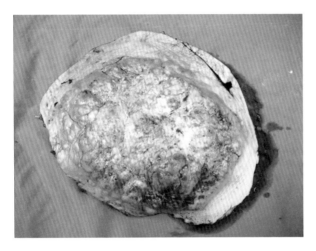

图 **2-227**　切下的组织
标本

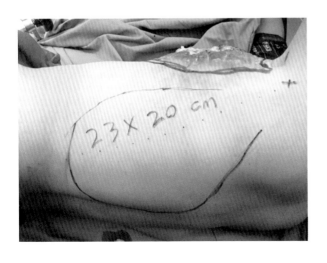

图 **2-228**　设计背阔肌
皮瓣修复

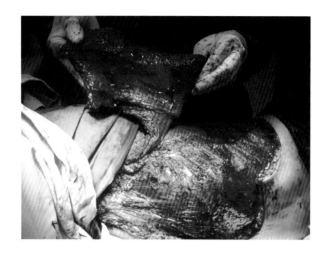

图 **2-229**　背阔肌转移

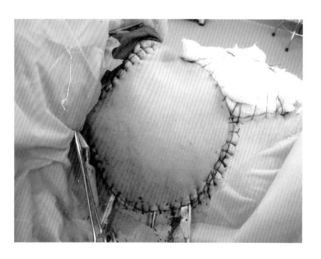

图 **2-230**　背阔肌皮
瓣转移术后，供区植
中厚皮

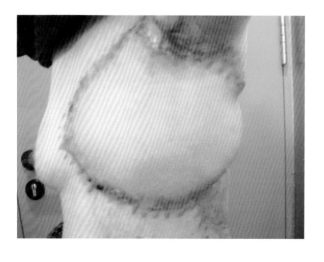

图 **2-231**　1 年后随
访，无复发

病例6:

（1）病例介绍：患者男，46岁，发现足跟黑色素瘤1年并发溃疡3个月就诊（图2-232），双侧腹股沟未扪及肿大的淋巴结。

（2）诊断：左侧足跟黑色素瘤。

（3）病情评估：一般情况好，血压120/75mmHg，血糖正常，心电图正常，血常规正常，拍片未发现跟骨受累，无营养不良及贫血。无手术禁忌证。可以耐受手术。

（4）治疗方法：止血带下手术，足跟黑色素瘤外周2cm切开皮肤，电刀切除病灶，深达跟骨骨膜，彻底止血，立即送快速冰冻病理切片检查，报告为黑色素瘤，切缘及基底切除干净。更换手术器械及手套，设计腓肠神经营养支逆行岛状皮瓣：以外踝和跟腱之间的中点至腘窝中点的连线为皮瓣轴线，踝上7cm处为旋转轴点，此点至足跟创面边缘的距离作为皮瓣的蒂长度，在轴线两侧，依创面形状和大小在皮瓣蒂上方画出皮瓣的大小，皮瓣要比创面大出约10%（图2-233）。先切开皮瓣近端至深筋膜层，显露腓肠神经及其营养血管近端，再切开皮瓣两侧至深筋膜层，并结扎腓肠神经及其营养血管近端和小隐静脉，自深筋膜下相蒂部分离，掀起皮瓣。分离过程中要将皮瓣深筋膜与皮肤暂时缝合固定，以防二者分离，在皮瓣近蒂端切开皮瓣至旋转点之间的皮肤，于真皮下向两侧分离各约2cm宽，自深筋膜下游离出腓肠神经及其营养血管束至踝上7cm皮瓣旋转点，皮瓣经切开的隧道转移至受区，缝合皮瓣与创面边缘，供区植中厚皮打包包扎（图2-234）。3个月后随访，愈合良好（图2-235）。

（5）注意事项：为保险起见，皮瓣蒂的宽度应不小于2.5cm。皮瓣逆行旋转时，要注意勿使皮瓣蒂扭转。皮瓣切取时要将皮肤与皮下及筋膜作暂时固定，防止其分离。

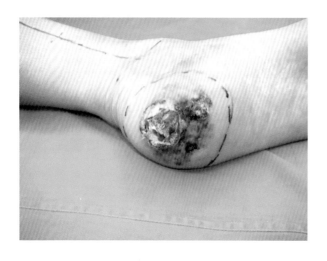

图 **2-232** 足跟黑色素瘤1年并发溃疡3个月

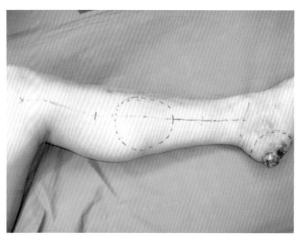

图 **2-233** 设计腓肠神经营养支逆行岛状皮瓣

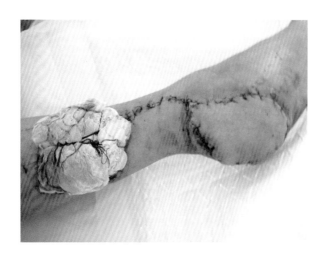

图 **2-234** 皮瓣转移术后

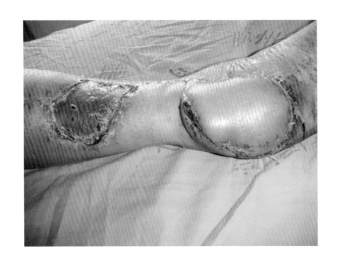

图 **2-235** 3个月后随访

病例7：

（1）病例介绍：患者女，47岁，乳腺癌术后皮肤溃疡3个月不愈就诊（图2-236）。

（2）诊断：①胸部皮肤溃疡；②乳腺癌术后。

（3）病情评估：一般情况好，血压115/85mmHg，血糖正常，心电图正常，血常规正常，无营养不良及贫血。无手术禁忌证。可以耐受手术。

（4）治疗方法：溃疡灶外周2cm用亚甲蓝画线，切除溃疡灶（图2-237）立即送快速冰冻病理切片，报告为皮肤溃疡，未查见癌细胞。更换手术器械及术者手套，设计以腹壁上动脉为蒂的腹直肌皮瓣。按受区缺损范围大小设计对侧腹壁上动脉为蒂的下腹部腹直肌肌皮瓣14cm×13cm（图2-236）。具体手术操作过程是：先切开乳房缺损侧皮瓣，深达腹外斜肌腱膜，在其浅面分离皮瓣达蒂侧腹直肌前鞘内侧缘，然后切开并掀起蒂侧皮瓣至腹直肌前鞘外侧缘（图2-238）。于腹外斜肌腱膜及前鞘浅面分离上腹部皮瓣，显露蒂侧腹直肌前鞘。距前鞘内外侧缘各1～2cm处切开。离断腹直肌尾端，切断并结扎腹壁下血管，将腹直肌随皮瓣一同向上分离直达剑突。创面下缘至剑突皮下组织打宽松隧道，将腹直肌皮瓣经隧道引入缺损部覆盖创面，与创面周边缝合，下腹部供区拉拢缝合并作脐整形（图2-239）。

（5）注意事项：剑突上方打隧道要宽松，以防腹直肌皮瓣转移后受压而影响血运。

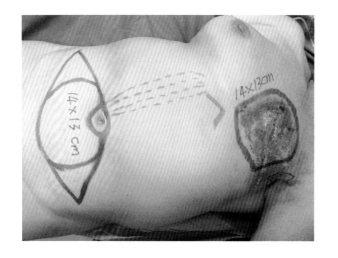

图 2-236　乳腺癌手术后左侧胸壁溃疡3个月不愈

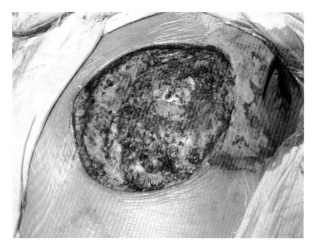

图 2-237　溃疡切除术后创面

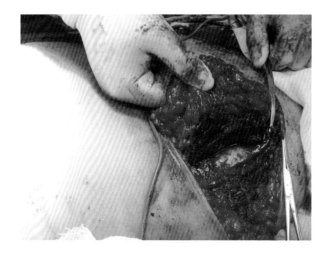

图 2-238　腹直肌皮瓣掀起

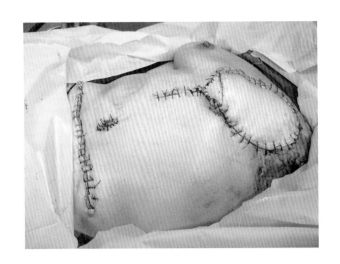

图 **2-239** 腹直肌皮瓣转移完成

第八节 其他原因所致的慢性难愈性创面

其他原因所致的慢性难愈性创面，（如医源性慢性难愈性创面、免疫性疾病导致的慢性皮肤难愈性溃疡等）因在临床上较为少见，故在此章节一并介绍。

医源性慢性难愈性创面是指在医疗活动中，因必需的医疗处置对疾病造成新的创伤，抑或是医疗伤害，而导致的各种皮肤完整性、连续性的破坏。医源性慢性难愈性创面的特点一是不一定起源于医疗错误，有些创面是医疗过程中伴发的；也不一定只由外科医生所造成的，其他医护专业人员，如护士、中医师、皮肤科医生、物理治疗师、放疗师等的医疗行为也可能造成医源性慢性难愈性创面。二是医源性慢性难愈性创面既包括现代医学造成的损伤如各种植入物、起搏器、各种假体、各类治疗仪、电刀、化疗药物外渗、石膏外固定等，又包括传统医学所导致的创面形成，如艾灸、中医拔罐、中草药外敷等。

从发生形式上来看，医源性慢性难愈性创面可以分为医疗过程中不可避免的损伤和可以避免的损伤。不可避免的损伤是指治疗过程中必须要形成的创面，如植皮时的取皮区创面、色素沉着、瘢痕增生，切除体表肿物时的刀口瘢痕；可以避免的损伤是指治疗过程中可以避免的损伤创面，如化疗药物外渗、放射线治疗导致的皮肤坏死、石膏外固定导致的足跟溃疡等。

医源性慢性难愈性创面的处理原则与其他慢性难愈性创面治疗原则相同，包括控制感染、创面清创、换药促进创面愈合、异物取出（如假体、缝合丝线、内固定物、高分子材料、起搏器、引流管等）、创面新鲜后想办法封闭创面。

自身免疫性疾病导致的慢性难愈性溃疡是由于机体对自身抗原失去耐受，免疫系统攻击自身组织，引起组织损伤的一组疾病。有反复发生感染的可能，临床上应先积极控制原发病，待原发病控制后在考虑治疗其并发的皮肤慢性难愈性创面。

病例1：

（1）病例介绍：患者女，35岁，因脑出血破入脑室，脑压增高，行脑室腹腔引流术，术后胸壁感染窦道形成，换药3个月不愈（图2-240）。

（2）诊断：①胸部窦道；②脑出血后遗症。

（3）病情评估，脑出血导致偏瘫，不能自理，血压145/95mmHg，血糖正常，心电图正常，血常规正常，无营养不良及贫血。无手术禁忌证。可以耐受手术。

（4）治疗方法：CT片显示引流管在脑室内和胸壁皮下（图2-241）。经取得患者家属同意，决定行窦道切除+创面负压封闭引流术（图2-242）：窦道内注入亚甲蓝染色，窦道周围局麻，沿亚甲蓝染色范围切开窦道，切开过程中注意保护脑室腹腔引流管勿受损伤。顺引流管向上下探查，彻底切除窦道壁，并将感染组织送细菌培养+药敏试验，切除感染组织至感染灶消失。遗留的创面用甲硝唑250mL+庆大霉素24万U反复冲洗，彻底止血后，创面放负压封闭引流装置。负压封闭引流1周后拆除负压封闭引流装置，见创面新鲜，将脑室引流埋入创面内，并保持勿打折、扭曲，行创面缝合术。术后刀口愈合良好（图2-243）。2年后随访，刀口未再感染。

（5）注意事项：窦道清除过程中务必保护好脑室腹腔引流管，不能切破更不能切断引流管。创面缝合过程中，也要保护好引流管，将其埋入创面内，切勿使其打折或扭曲从而影响脑室引流液的分流。

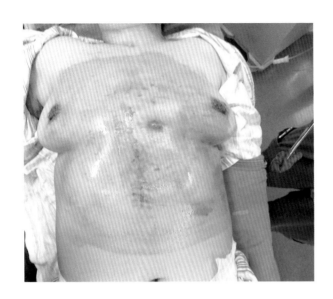

图 **2-240**　脑室腹腔引流术后胸壁感染窦道形成，换药3个月不愈

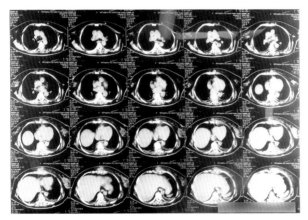

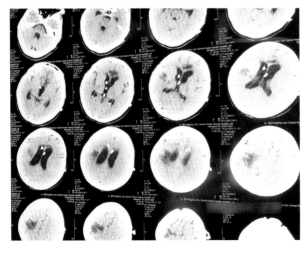

图 **2-241**　CT片显示引流管在脑室内和胸壁皮下

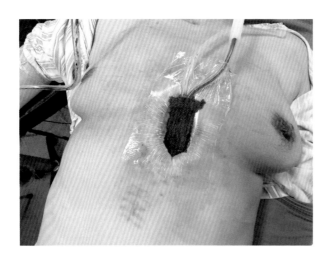

图**2-242**　窦道切除＋负压封闭引流术

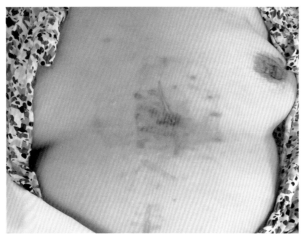

图**2-243**　术后刀口愈合良好

病例2：

（1）病例介绍：患者男，55岁，因手背注射化疗药物外渗，导致手背中毒感染（图2-244）。

（2）诊断：药物外渗致手背皮肤中毒感染。

（3）病情评估：患者一般情况好，勿营养不良及贫血、无低蛋白，因皮肤受损较为表浅，只是皮肤药物中毒渗出，无皮肤坏死，故行清创＋负压封闭引流术即可。

（4）治疗方法：局麻下清创，创面放负压封闭引流装置（图2-245），吸引1周后，手背渗出停止，创面愈合。

（5）注意事项：手背由于化疗药物外渗导致的皮肤中毒及感染，由于发现及时，并作了相应的对症处理，组织损伤并不深，仅作皮肤表面局部清创＋负压封闭引流，以减轻水肿，减少渗出。创面即可愈合，不必要作较大的组织清创。

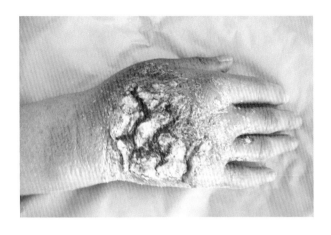

图 **2-244** 药物外渗致手背皮肤中毒感染

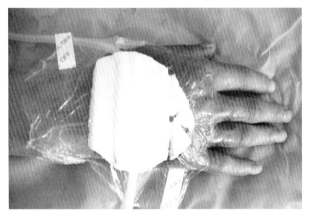

图 **2-245** 行负压封闭引流术治疗

病例3：

（1）病例介绍：患者男，67岁，右小腿肌纤维肉瘤做粒子治疗后溃疡2个月不愈（图2-246）。

（2）诊断：①右小腿医源性溃疡（放射线粒子）；②右小腿肌纤维肉瘤。

（3）病情评估：右小腿肌纤维肉瘤做粒子治疗后溃疡，入院时血压110/75mmHg，血糖正常，心电图正常，体质消瘦、低蛋白血症、贫血。入院后先给予营养支持，输浓缩红细胞，将白蛋白和红细胞纠正致正常范围内再考虑创面清创植皮术。

（4）治疗方法：患者纠正低蛋白血症和贫血后，创面清创，切除坏死组织（图2-247），清理出部分粒子（图2-248），创面放负压封闭引流装置（图2-249），3周后创面肉芽新鲜，行邮票植皮术（图2-250）。植皮成活，创面封闭（图2-251）。

（5）注意事项：该患者由于发现右小腿肌纤维肉瘤而实施了粒子植入术，术后导致右小腿肌肉皮肤溃疡不愈，是典型的医源性损伤，也是一种放射性损伤。术者清创时应避免损伤小腿肌肉内的神经、血管。

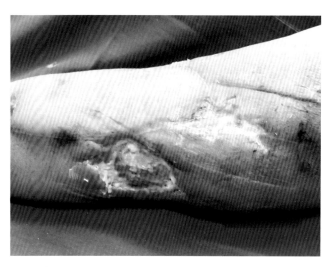

图**2-246**　右小腿肌纤维肉瘤做粒子治疗后溃疡2个月不愈

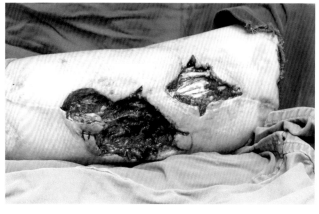

图**2-247**　术中清创切除坏死组织

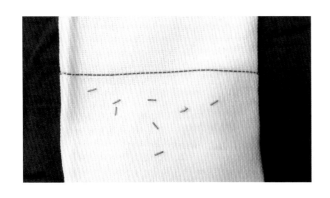

图 2-248 清创术中取出的部分粒子

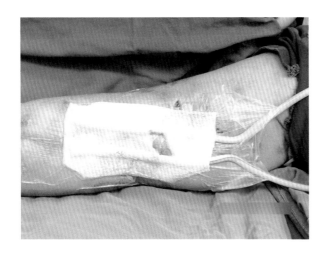

图 2-249 创面放负压封闭引流装置

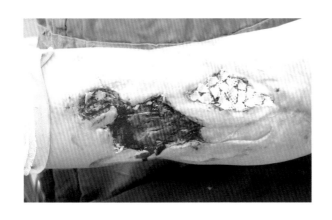

图 2-250 经3周的负压封闭引流术,创面新鲜,行邮票植皮术

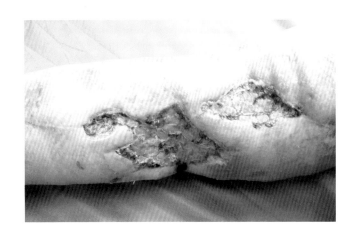

图 **2-251**　植皮术后，皮片成活，创面封闭

病例4：

（1）病例介绍：患者女，78岁，7年前因化脓性阑尾炎行阑尾切除术，术后刀口感染，导致腹壁疝，再行补片修复术。2个月前发现腹壁下补片处感染（图2-252），经磁共振证实为"腹壁下脓肿"形成（图2-253），再行脓肿切开引流术，术后刀口仍不愈，遗留窦道不愈合超过3周，患者15年前患脑梗死，遗留行走缓慢后遗症。

（2）诊断：①腹壁下脓肿；②腹壁疝人工补片修补术后；③脑梗死后遗症。

（3）病情评估：患者年龄偏大，首先评估能否耐受手术，做脑CT检查原有脑梗死情况没有明显变化，血压115/75mmHg，血糖正常，心电图正常，体质肥胖。无营养不良及贫血。无手术禁忌证。可以耐受手术。

（4）治疗方法：患者在全麻下行清创术，术中经窦道口注入亚甲蓝染色（图2-254）显示脓腔大小，顺染色区域纵向切开，发现脓腔为两层人工补片形成的腔隙，内有稀薄脓液（图2-255）。吸净脓液后将所有染色的脓腔内壁切除，因人工补片脏层与肠管粘连在一起（图2-256），剥离时应十分小心，以防肠管破裂。双氧水、生理盐水依次冲洗创面，电刀止血，放负压封闭引流装置，胶纸密封接负压吸引（图2-257）。负压封闭引流7天，拆除腹壁负压引流装置，见创面新鲜，行清创缝合术（图2-258）。术后15天拆线，刀口愈合良好。

（5）注意事项：术中要用亚甲蓝对脓腔染色，确定脓腔大小范围。清创术中要将人工补片尽量取干净，因脓肿就是由于人工补片作为异物感染源引起的。补片为双层结构，外层代替腹壁结构，内层代替腹膜结构，因此内层补片容易与肠管接触并粘连，在清除内层人工补片时，要在人工补片与肠管之间注水分离，即采用水分离的方法将人工补片与肠管分离开来，以免损伤肠管。术后要用腹带加压腹部3个月，以防再次出现腹壁疝。若3个月有仍有腹壁疝发生，则需再次行人工补片修补薄弱的腹壁。

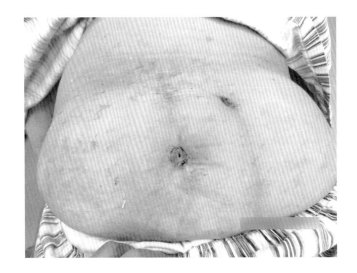

图 **2-252** 腹壁疝行人工补片修复后引起腹壁感染

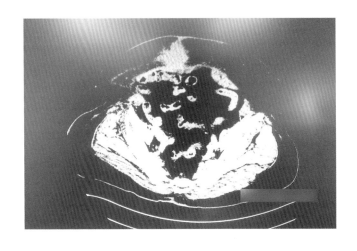

图 **2-253** 磁共振显示腹壁脓肿，与皮肤表面相通

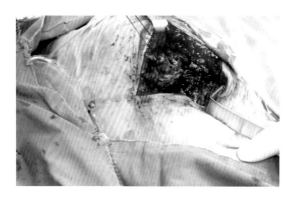

图 **2-254**　亚甲蓝染色显示脓腔大小

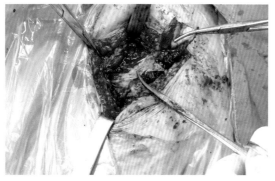

图 **2-255**　术中发现脓腔壁为人工补片

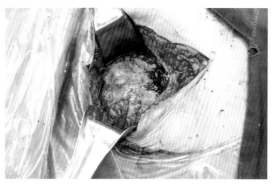

图 **2-256**　人工补片脏层与肠管粘连

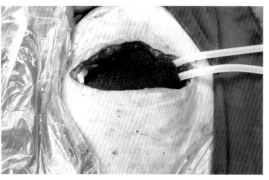

图 **2-257**　清除人工补片及感染组织后，创腔内放腹壁负压封闭引流装置吸引7天

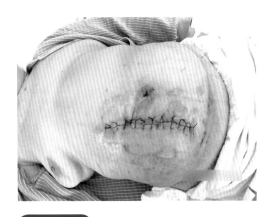

图 **2-258**　创面清洁后行清创缝合术

病例5：

（1）病例介绍：患者女，47岁，患类风湿关节炎21年，并发面部溃疡3个月（图2-259）。

（2）诊断：①面部溃疡；②风湿性关节炎。

（3）病情评估：患者患有类风湿关节炎，长期口服非甾体类抗炎药和糖皮质激素，其副作用为降低白细胞数量，导致皮肤感染，脓肿形成。入院后应对症治疗，待营养不良、白细胞下降等指标恢复后再行清创+负压封闭引流术。创面新鲜后行植皮术。

（4）治疗方法：入院后请风湿免疫科会诊，协助治疗原发病，待一般情况纠正后，行面部创面清创+负压封闭引流术（图2-260），引流7天后，创面新鲜（图2-261），行邮票植皮术（图2-262）。

（5）注意事项：患者面部脓肿系因长期服用非甾体抗炎药和糖皮质激素引起，应首先治疗原发病，待一般情况纠正后，再行邮票植皮术。术中清创时应小心面部走行的面神经，不要损伤。

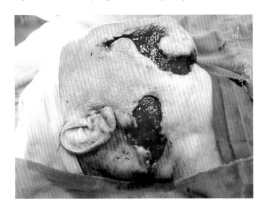

图 **2-259**　类风湿关节炎21年，并发面部溃疡3个月

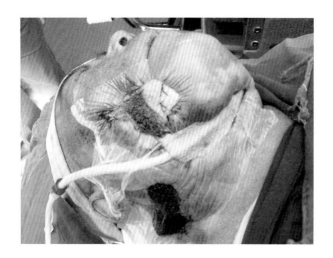

图 **2-260**　清创＋封闭
负压引流术

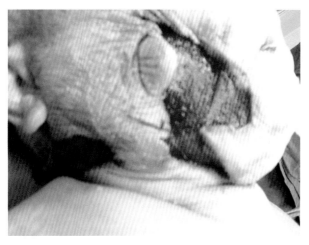

图 **2-261**　封闭负压引
流术 7 天后创面新鲜

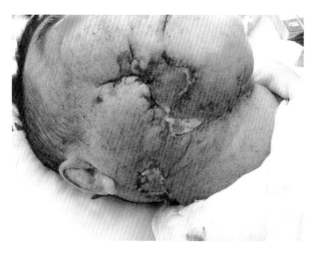

图 **2-262**　邮票植皮术
修复创面

第三章

负压封闭引流技术在慢性难愈性创面修复中的临床应用

负压封闭引流（vacuum sealing drainage，VSD）是指使用含有引流管的聚乙烯酒精水化海藻盐泡沫敷料覆盖或填充皮肤或软组织因缺损、坏死、感染而形成的创面再用生物半透膜进行封闭，使其成为一个密闭空间，然后把引流管接通负压源，通过可控制的负压来促进创面愈合的治疗方法。其特点是使传统的点状引流变为全方位的引流，有利于创面形成的细小坏死组织及时地排出体外，促进创面的愈合，是一种处理复杂创面和用于深部引流的全新方法。

负压封闭引流技术在临床传统的负压引流方法的基础上在创面置引流管，引流管不与创面组织直接接触，创面用生物半透膜封闭，形成一个密闭的引流系统，从而防止外界细菌入侵，改善创面血运，达到创面快速愈合的效果。该技术于20世纪90年代初由德国乌尔姆大学附属医院的Wim Fleischmann医学博士所首创，最先用于骨科领域治疗软组织缺损和感染性创面。1994年，裘华德教授等在国内率先引进这一新型引流技术。近年来国内外诸多学者将其应用于各种急慢性复杂创面的治疗，取得了良好效果。减轻了患者的痛苦，减少了外科医生的工作量，更为一些用传统方法处理困难、疗效不佳的疾病提供了全新的治疗可能性。负压封闭引流是创面治疗的一项革命，2008年被卫计委选入2008"十年百项计划"。

一、负压封闭引流的作用机制

负压封闭引流技术的精髓即六个字"负压""封闭""引流"。

（1）负压：为主动引流提供了动力，促进了局部的血液循环加速，刺激组织新生。其负压调节-125～450mmHg，持续吸引5～7天，必要时更换新负压。

（2）封闭：变开放创面为密闭性创面，半透膜胶纸阻止了创面外部细菌的侵入，同时创面内和皮肤的水蒸气正常透出，将开放创面变为闭合创面。

（3）引流：全方位引流去除了细菌培养基和创伤后受损组织产生的毒素，减少机体组织对毒素的重吸收，避免细菌毒素对机体"二次打击"导致"失控的全身炎症反应"，阻断病理反应链，防止多器官功能障碍综合征（MODS）的启动。

二、负压封闭引流的临床意义

（1）负压封闭引流能明显促进创面新生血管生成及肉芽组织增生，从而加速创面愈合。

（2）负压封闭引流通过负压吸引原理能够减少毒物吸收，降低创伤致死率。

（3）负压封闭引流可大大减少医护人员工作量。治疗期间不用换药，免除患者痛苦。减轻医护人员工作量。

（4）负压封闭引流由于半透膜的密封可以避免院内交叉感染。

（5）负压封闭引流可以缩短愈合时间，提高病床周转率。

（6）从卫生经济学上考虑，负压封闭引流可减少患者综合医疗费用。

三、负压封闭引流技术与慢性难愈性创面之间的关系

慢性难愈性创面由于创面已经超过2周不愈合，创面周围与基底都发生纤维化，质地变硬，创面周围血管受压变细，加重了创面的缺血缺氧，导致营养缺失，使创面更加难以愈合。因此，要对慢性难愈性创面进行清创，切除创面周围及基底硬化的纤维板，解除硬化组织对创面周围及基底血管的压迫，同时使用负压封闭引流技术。由于该技术能够明显促进创面血管内皮生长因子、表皮生长因子等的表达，可加速创面周围及基底血管的长入，从而增加了创面的血液供应和营养供应，同时由于负压的吸引，使创面内细菌数量明显减少，故而创面愈合加快。下面看一些应用实例。

实例1：

患者男，43岁，右小腿内侧静脉性溃疡结痂半年不愈（图3-1），行切痂（图3-2），创面"井"字切开，松解创面周围及其基底纤维化组织（图3-3和图3-4）。同时行负压封闭引流术7天（图3-5），术后创面肉芽组织丰满、新鲜（图3-6）。

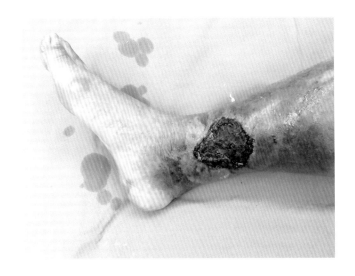

图 **3-1** 右小腿内侧静脉性溃疡结痂半年不愈

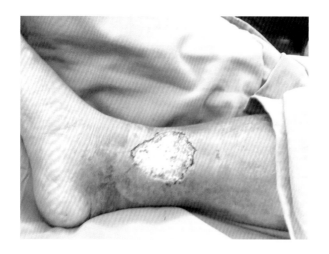

图 **3-2**　去痂皮后创面

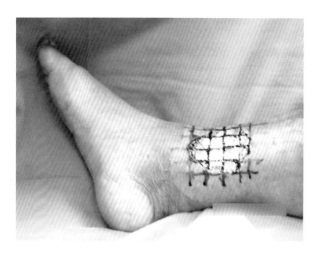

图 **3-3**　创面"井"字切开，松解创面周围及其基底纤维化组织

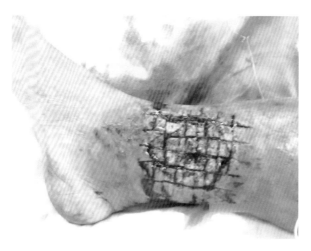

图 **3-4**　"井"字切开后

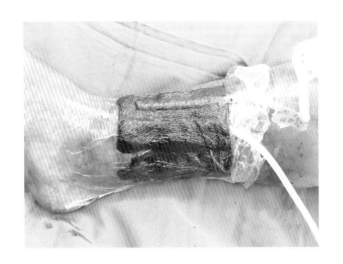

图**3-5**　行负压封闭
引流术7天

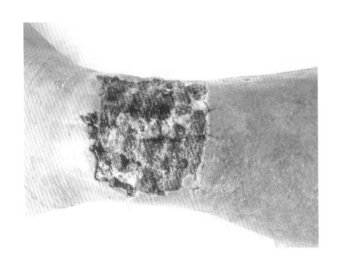

图**3-6**　负压封闭引
流术后创面肉芽组
织丰满、新鲜

实例2：

　　患者女，38岁，左侧膝关节擦挫伤（图3-7），行清创＋负压封闭引流术7天（图3-8），术后创面新鲜（图3-9）。

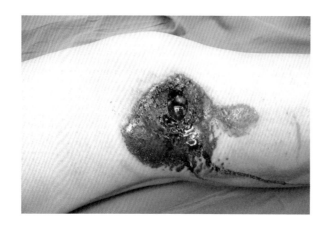

图 **3-7**　左侧膝关节
擦挫伤

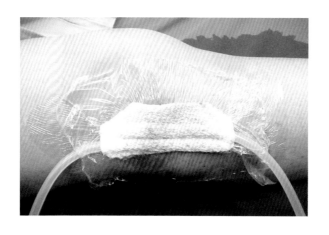

图 **3-8**　清创＋负压
封闭引流术 7 天

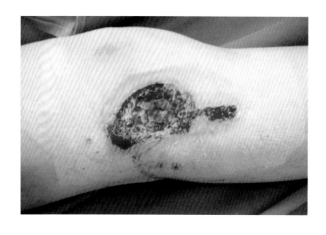

图 **3-9**　创面新鲜

实例3:

　　患者男,41岁,因髌骨骨折行切开复位内固定术,术后2个月,刀口感染裂开(图3-10),清创时发现刀口内有内固定钢丝,予以取出(图3-11)。清创后行负压封闭引流术(图3-12),术后创面新鲜(图3-13),再行清创缝合术(图3-14)。

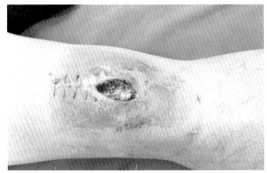

图 **3-10** 髌骨骨折行切开复位内固定术,术后刀口感染裂开

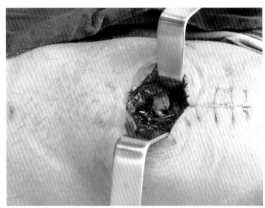

图 **3-11** 清创过程中发现刀口内有固定钢丝

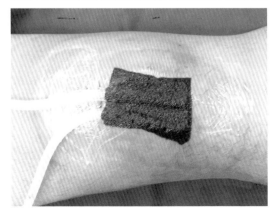

图 **3-12** 清创后同时行负压封闭引流术

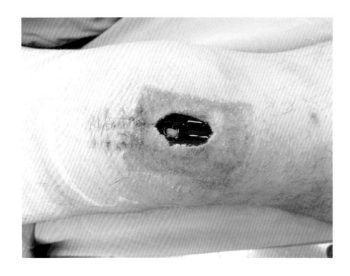

图 **3-13**　术后创面新鲜

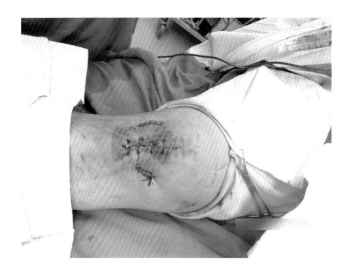

图 **3-14**　创面缝合

实例4：

　　患者男，38岁，左小腿骨折内固定术后1年，取内固定术后刀口感染裂开（图3-15），行负压封闭引流术7天（图3-16），术后创面新鲜（图3-17）。

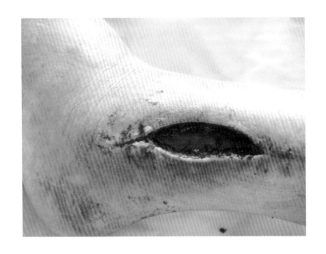

图 **3-15** 左小腿骨折内固定术后1年，取内固定术后刀口感染裂开

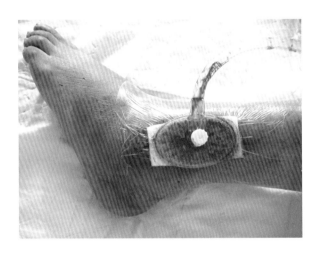

图 **3-16** 行负压封闭引流术7天

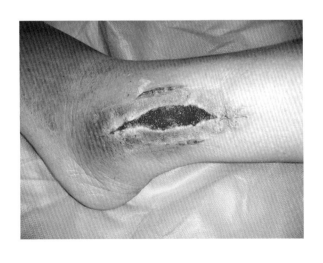

图 **3-17** 术后创面新鲜

实例5：

　　患者女，35岁，右前臂广泛皮肤软组织撕脱伤（图3-18），入院后行清创＋负压封闭引流术（图3-19），术后创面肉芽新鲜（图3-20），行大张中厚皮移植术后创面愈合（图3-21）。

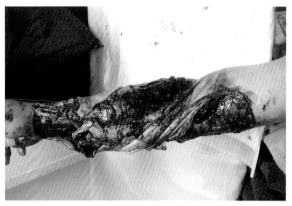

图 **3-18**　右前臂广泛皮肤软组织撕脱伤

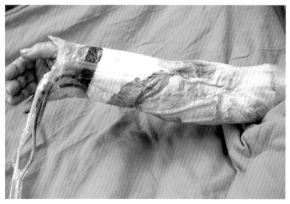

图 **3-19**　行清创＋负压封闭引流术

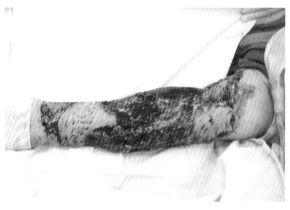

图 **3-20**　术后创面肉芽新鲜

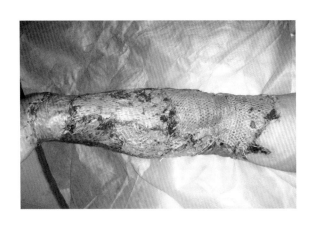

图 **3-21**　行大张中厚皮移植术后创面愈合

实例6：

　　右内踝静脉性溃疡3个月不愈（图3-22），行清创+负压封闭引流术7天（图3-23），术后创面肉芽组织新鲜（图3-24），行邮票植皮术，术后创面愈合，皮片成活良好（图3-25）。

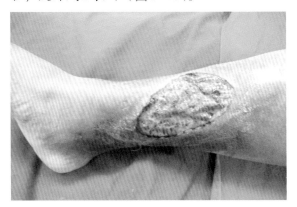

图 **3-22**　右内踝静脉性溃疡3个月不愈

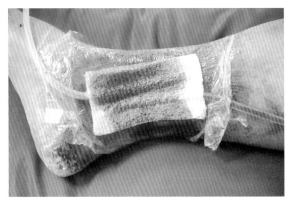

图 **3-23**　行清创+负压封闭引流术7天

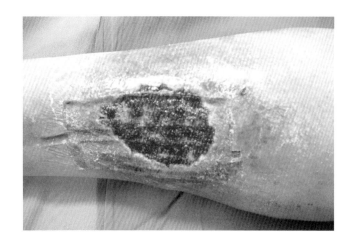

图 **3-24**　术后创面肉芽组织新鲜

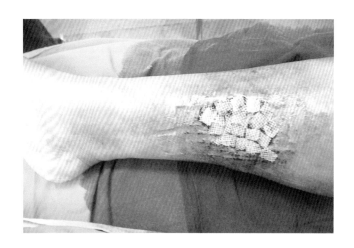

图 **3-25**　行邮票植皮术，皮片成活良好

实例7：

　　患者男，54岁，右胫骨开放性骨折，行内固定术后胫骨外露，换药2个月创面不愈（图3-26）。创面扩创，创周缘行放射状切开（图3-27）。清创后行负压封闭引流术（图3-28），经一次负压封闭引流术后创面慢性缩小（图3-29），经两次负压封闭引流术后创面愈合（图3-30）。

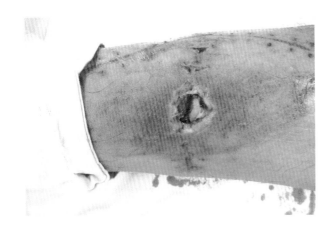

图 **3-26**　右胫骨开放性骨折，行内固定术后胫骨外露，换药2个月创面不愈

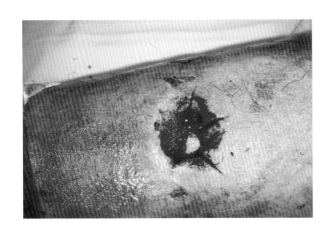

图 **3-27**　创面扩创，创周缘行放射状切开

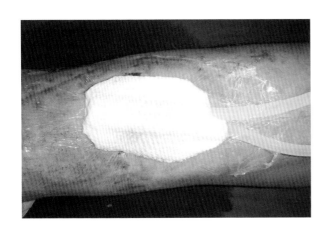

图 **3-28**　清创后行负压封闭引流术

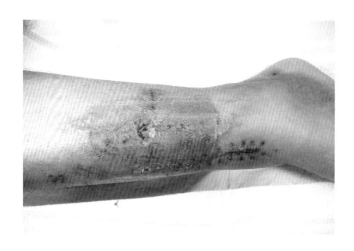

图 **3-29**　经一次负压封闭引流术后创面慢性缩小

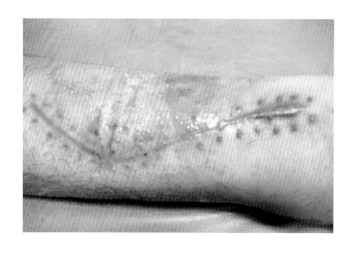

图 **3-30**　经两次负压封闭引流术后创面愈合

实例8：

　　患者男，65岁，右侧臀部脓肿自行破溃，换药2个月不愈（图3-31）。因脓肿深约8cm（图3-32），设计圆柱形负压封闭引流装置（图3-33）。行改良负压封闭引流术后7天，创面新鲜（图3-34），行清创缝合术，创面愈合（图3-35）。

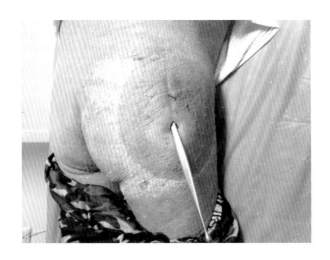

图 **3-31** 右侧臀部脓肿自行破溃，换药2个月不愈

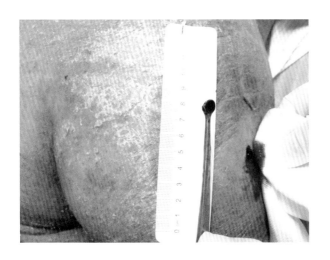

图 **3-32** 脓肿深约8cm

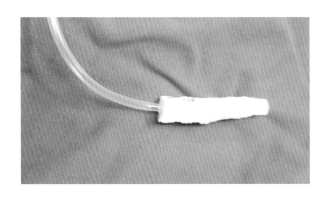

图 **3-33** 设计圆柱形负压封闭引流装置

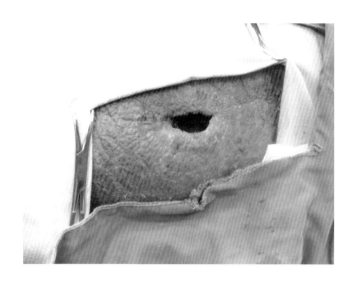

图 **3-34**　负压封闭引流 7 天创面新鲜

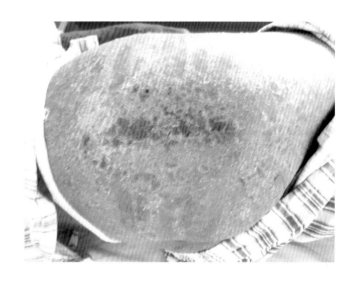

图 **3-35**　行清创缝合术，创面愈合

实例9：

　　患者女，51岁，糖尿病并发背部感染，脓肿形成（图3-36）。将血糖降至正常后，行脓肿切开+负压封闭引流术（图3-37），术后7天，创面新鲜（图3-38），行清创缝合术（图3-39）。

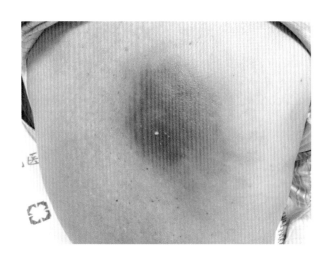

图 **3-36** 糖尿病并发背部脓肿

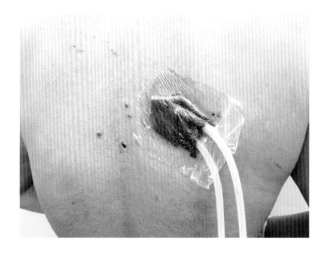

图 **3-37** 脓肿切开 + 负压封闭引流术

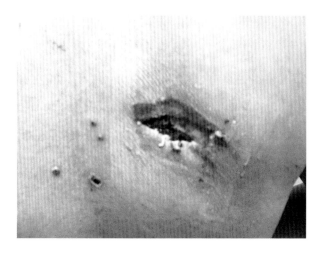

图 **3-38** 术后7天，创面新鲜

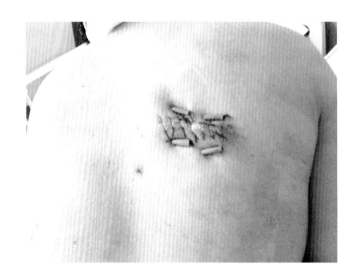

图 **3-39**　行创面清
创缝合术

实例10：

　　患者男，67岁，右小腿溃疡40年不愈，小腿下段变细（图3-40）。设
计"井"字切开线（图3-41），行溃疡创面"井"字切开，深达胫骨骨膜，
外周范围超过溃疡边界（图3-42）。行负压封闭引流术（图3-43），经两
次负压封闭引流术后创面肉芽丰满新鲜（图3-44），再行植皮术封闭创面
（图3-45）。

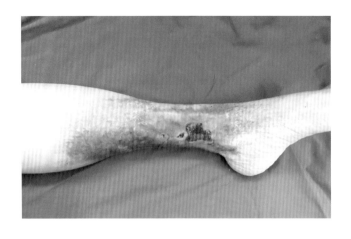

图 **3-40**　右小腿溃
疡40年不愈，小腿
下段变细

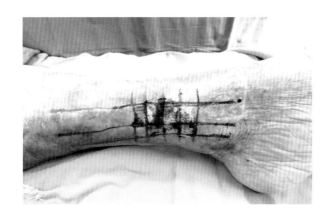

图 **3-41**　设计"井"字切开线

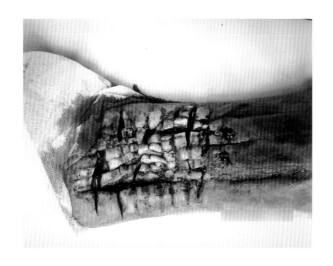

图 **3-42**　"井"字切开溃疡创面，深达胫骨骨膜，外周范围超过溃疡边界

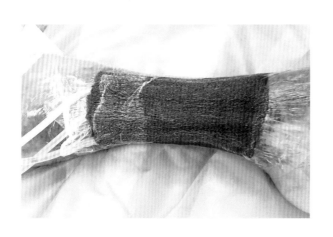

图 **3-43**　行负压封闭引流术

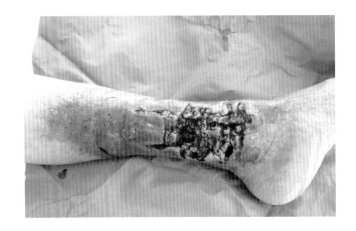

图 **3-44**　经两次负压封闭引流术后创面肉芽丰满新鲜，适合植皮

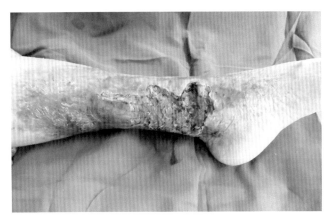

图 **3-45**　植皮术后封闭创面